〈COVID-19〉
コロナは恐《こわ》くない
恐いのはあなたの
「血の汚《よご》れ」だ

医学博士 石原結實

青萠堂

はじめに

なぜ「免疫力を上げて感染症を防ごう」という基本を医者が誰も言わないのか

4月25日（2021年）から、東京、大阪、兵庫、京都の4都府県に対し、3回目の緊急事態宣言が発令された。

1回目（2020年4月7日〜5月25日）、2回目（2021年1月8日〜3月21日）の緊急事態宣言が出され、それが解除されてわずか一ヶ月ほどでGW明けの5月31日まで延長され、それもさらに延長されることになった。

厳しい措置を取れば収まり、解除されると、また感染者が増える。

感染症の専門家と称する〝学者〟達が主導する感染症対策が実施される限り、この現象が、半永久的に続くことは明らかだ。

このコロナ感染症の負の連鎖を断ち切る唯一の方法として、国の当局者達も、感染症の専門家達も期待しているのが、ワクチン接種の効果であろう。

もし、ワクチン接種の効果が顕著に表れCOVID-19（新型コロナウイルス感染症）が、一応終息を見ても、ワクチンが効かない変異ウイルスや全く別のウイルスが出現したら、また、同じことをくり返すことになる。

感染症の専門家たちは「三密を避ける」「マスクを着用する」「消毒をする」ことを、この1年半近くも念仏の如く繰り返し唱えてきた。それにもかかわらず、感染は一向に収まる気配がない。

なぜ「免疫力を上げて、新型コロナウイルス感染症を防ごう」という考えが皆無なのか不思議である。外出自粛、イベントの禁止、多人数での飲食の禁止、テレワークを推奨して、出勤や登校を制限する…等々で「三密を避ける」、そして手洗い、うがい、テーブル等の生活用品の消毒をするなどしてウイルスとの接触機会を物理的に断《た》ってしまうと、感染拡大が一時的に防げるのは当然である。

しかし、非感染者はウイルスに対して免疫（抗体）ができていないわけだから、半永久的に感染する機会をもち続けることになる。

新型コロナウイルスに100人感染した場合

新型コロナウイルス　(100人感染)
80人…無〜軽症
20人…中〜重症化　(18人…治療で治る)
(2人未満・死亡)

という結果になる。

つまり致死率2%未満の感染症で、不幸にして死に至る人々は、高齢者、慢性の腎臓病・心臓病・肝臓病や糖尿病など持病のある人達で、しかも、その70%以上が肥満している、というデータもある。

80%の無〜軽症の人達は、何の症状もないか、普通の風邪程度の症状で終わり、しかも、その結果、抗体を獲得し、同じ新型コロナウイルスが体内に侵入してきても、発症しないか、発症してもごく軽い症状で済む。

こうして免疫を獲得した人達が、20～25％に達すると、新型コロナウイルスは自然に終息すると、英国の専門家は指摘している。

実は、この免疫を人為的に獲得させる方法がワクチンなのである。

致死率の高い人達が、発熱や味・嗅覚異常、息苦しさ…などを訴えた場合、即座にコロナ専門病棟で、集中的・徹底的に治療して、その生命を救う必要がある。

一方、無～軽症に終わる人々には、通勤・通学、イベントやスポーツへの参加、会食…等々、ふつうの生活をさせてあげないと、日本経済は、瀕死の重傷を負うことになる。

無～軽症で終わる人は、いわゆる免疫力が高い人達である。「免疫力」とは、文字通り疫＝病気を免れる力のことであり、それは、主に血液中を流れる白血球の力のことだ。「免疫力を上げる」＝「白血球の力を強くする」ことについて、医学がゴチャゴチャと、難しい理論を並べて、話を複雑にし、説明しても、一般の人々の理解の範囲を越えるものだ。

しかし、もっとシンプルに、猫や犬、牛、豚…等々の動物が病気にかかった時の様子を見るとよい。

彼らは病気や怪我をすると「絶食」か「発熱」をして治すのである。

よって、逆に、免疫を低下させ、新型コロナウイルスの感染など、ありとあらゆる病気の発症を許すのは、その反対の「過食」と「体の冷え」ということになる。

古代ローマ、古代ギリシャ、古代エジプト…等々の文明が栄華を極め、貴族階級を中心とした人々が飽食と運動不足に陥った時に、「肥満」と「血液の汚れ」(過食により、肥満している人々は、血液中にタンパク、コレステロール、中性脂肪、糖などの栄養物質、尿酸、クレアチニン、尿素ちっ素、乳酸…などの老廃物が過剰になる)が惹起《じゃっき》とされる。

〝血液の汚れ〟が生じると、チフス、麻疹、マラリア、痘瘡《とうそう》、ペスト…等々の感染症が発症し、人口が減少して、滅亡に至ったという歴史的事実がある。

「万病一元、血の汚れから生ず」という名言を残している漢方医学の発祥の国、中国で、2002年の「SARS」（重症急性呼吸器症候群）と2019年の「新型コロナウイルス感染症」という何れもコロナウイルスによる感染症が発症したのは、中国がここ20～30年で急速に経済が発達し、中国人の食料事情と栄養状態がよくなり（過ぎ）、肥満者が増え「血液が汚れた」からに他ならない。

細菌やウイルスは、綺麗な小川のせせらぎやコバルトブルーの海水中にはほとんど存在せず、ゴミ溜め、糞溜め、死骸の中に好んで生息して増加するのは彼らはもともと地球上の余剰物、不要物、死骸を分解して土に戻す使命をもって存在しているからだ。


こうした点をふまえ、感染症の専門家も、国や行政も全く指摘していない「新型コロナウイルス感染症」の原因は、コロナウイルスではなく「血液の汚れにある」「血液の汚れをどう解消し、新型コロナ感染症を未然に防ぐか」という内容の本書を、緊急出版した次第です。
30年以上の友人である㈱青萠堂の尾嶋四朗社長にお願いし出版の運びとなった。尾嶋社長には深甚から感謝の意を表したい。

2021年5月
石原 結實

目次

4章 「断食」と「空腹」効能の深いい関係 125

カバー・本文デザイン　青鹿麻里

1章

免疫とワクチンについて一番大事なことを教えよう

「免疫」のことをどこまでわかっているのか

「免疫」とは文字通り〝疫＝病気〟を免れるための反応で、その主役は血液中を流れる白血球だ。

白血球にも、顆粒球＝好中球、好塩基球、好酸球、リンパ球＝Tリンパ球、Bリンパ球、NK細胞、マクロファージなどの種類がある。

白血球は血液1立方ミリメートル中4000〜9000個存在する。

人間の血液量は体重の13分の1（ℓ）であるから、約4ℓ〜5ℓ（4000〜5000cc）。よって白血球は、血液内に3000億個くらい存在することになる。

白血球の構成		働き
顆粒球（約60%）	好中球	殺菌の貪食・殺菌、血液中の老廃物の処理。
	好酸球	5%以下。アレルギー反応の原因物質のヒスタミンを中和し、アレルギー疾患の治癒を促進。
	好塩基球	2%以下。ヘパリンを放出して血栓を防いだり脂肪を低下させる。
リンパ球（約30%）	B細胞	抗体（免疫グロブリン）をつくってミサイルのように病原体その他の抗原に向かって発射・攻撃。
	ヘルパーT細胞	免疫システムの司令塔。キラーT細胞の成長を助けたりB細胞に抗体の産生を命令。
	キラーT細胞	ウイルスに感染した細胞を直接破壊。
	NK細胞	マクロファージと似た働きをする。 とくにガン細胞の攻撃。
	サプレッサーT細胞	免疫細胞が外敵を全滅させるとキラーT細胞やB細胞にそれを知らせ戦争を集結させる。
マクロファージ（約5%） 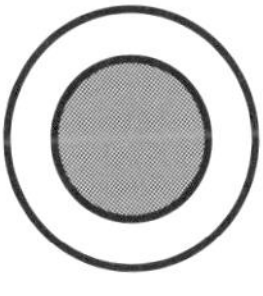		体内に進入したホコリ、死滅した細胞、血管内壁のコレステロールなどなんでも食べるスカベンジャー（掃除屋）。 血液内以外にも肺・脳・肝臓・腸などに存在。 サイトカイン（生理活性物質）を放出してガン細胞を攻撃。 抗原（病原菌など）を完全に緊急事態を知らせ、免疫システムの奮起を促す。

「免疫」は2つに大きく分けられる

さて、ここで「免疫の仕組み」について解説してみる。

（新型コロナ）ウイルスが体内に侵入し、気管支や肺などの細胞にくっつき、更にその細胞内に侵入すると「感染」が成立する。ウイルスが気管支や肺にくっついても、細胞内に侵入する前に排除すれば「感染」も「発症」もしない。

「免疫」には「自然免疫」と「獲得免疫」がある。

〈自然免疫〉の力を人間はすでに持っている

① 病原体（ウイルスや細菌など）が体内に侵入しないように防ぐ「皮ふ」、

鼻毛や気管支の繊毛細胞などの物理的バリアー、胃液（強酸）、だ液、鼻汁、涙（ＩｇＡなどの免疫物質が存在）など。

②好中球、単球（マクロファージ）、ＮＫ細胞など白血球の働き

こうした白血球は「貪食細胞」と呼ばれ、体内に侵入してきた病原体を即座に、貪食して排除する他、十分に排除できないほど敵（病原体）の勢いが強いとその旨を「獲得免疫」に知らせる。

ガン細胞の貪食でも有名なＮＫ（natural killer ＝自然の殺し屋）細胞は、ウイルスに感染された細胞を直接貪食、殺戮《さつりく》し、「獲得免疫」が働き出すまでに大活躍する、言わば「先発隊」。

軽い感染症なら「自然免疫」だけで回復し、「獲得免疫」を発動させる必要はない。「自然免疫」だけで病原体を防御できない時に発動する。

〈獲得免疫〉 免疫力は自分で増強できる

① 液性免疫

病原体に対して「β-リンパ球」により抗体（免疫グロブリン）が作られ、その特定の病原体にだけ反応して排除する。一度感染した病原体に対して、半永久的に「記憶」を持つので、再び同じ病原体が侵入してきても抗体が攻撃してくれるために無~軽症状で済む。

「1回ハシカに罹れば2度と罹らない」のは、「液性免疫がついた」ことによるもので、一般に「免疫がついた」というのはこの現象のことを言う。

② 細胞性免疫

キラーT細胞（細胞傷害性Tリンパ球）が、ウイルスに感染した細胞を細胞ごとに排除する。

「免疫」は「獲得免疫」より「自然免疫」の方がより重要とされる。

細菌・ウイルス

▼ 体内に侵入

マクロファージ・好中球が細菌・ウイルスを貪食・殺菌
NK細胞が細菌・ウイルスに感染した細胞を殺傷

▼ 細菌・ウイルスが強い場合

マクロファージがヘルパーT細胞にSOS

▼

ヘルパーT細胞
B細胞に抗体（免疫グロブリン）をつくるように指示
キラーT細胞を出動させて細菌・ウイルスを攻撃

▼

抗体が細菌・ウイルスを攻撃

白血球は体を守る「軍隊」
手分けして細菌やウイルスと戦う

私が長崎大学大学院博士課程で、白血球の研究をしていた40数年前、某大学の学生の陸上競技部の学生たちの合宿中の「白血球の貪食能」について実験研究をしたことがある。

毎日、ハードな短距離走の練習をこなしていくと、日が進む毎に「好中球、マクロファージによる病原体貪食能」が増強していくことが確かめられた。

つまり、筋肉運動をすると「自然免疫が増強する」という証左である。また、別の実験で入浴後も白血球の貪食能が増強することが確認できた。

ワクチンとは人工的に獲得免疫を作り出す方法

「ワクチン」は人工的に獲得免疫を作り、働かせることによって、その効果を発揮する、という方法である。

痘瘡《とうそう》（天然痘）は、エジプトのミイラにも痘瘡罹患の痕跡（あばた）が確認されているなど、太古の昔から人類を苦しめてきた疫病である。痘瘡ウイルスに感染すると、高熱が出て全身の皮膚、粘膜に水痘様の発疹が現れる。

近年までアフリカ、インド、パキスタン、東南アジア、南米では毎年数万人の人が罹患する〝風土病〟であった。しかし「ＷＨＯ」（世界保健機関）による徹底的な種痘での撲滅作戦が成功し、１９８０年に根絶宣言が出されてからは、地球上から痘瘡患者は皆無となった。

「種痘」の考案、開発者は、イギリスのエドワード・ジェンナー医師である。1796年当時、死亡率も高く、原因も不明だった疱瘡は悪魔の病気として恐れられていた。しかし、酪農家の間では発生が少なく、罹っても軽症ですむことが経験的に知られていた。ジェンナー医師は牛の疱瘡ウイルスを健康人に接種することを試みたところ、予防効果が認められた。これが「ワクチン」の始まりである。「ワクチン」（vaccine）の名は、フランスの細菌学者ルイ・パスツール（1822〜1895）が、「伝染病の予防のために接種する弱毒性微生物＝生ワクチンを〝vaccine〟と命名した」ことに由来している。

ジェンナーの創案した「種痘」の功績（1796）に敬意を表し、ラテン語の〝vacca〟（雌牛）と〝vaccinia〟（牛痘）より考えついた、という。

現代医学ではこれまで「ワクチン」を、

生ワクチン…生弱毒性微生物（細菌やウイルスを含む）
不活化ワクチン…不活化微生物又は感染防御抗原を含む

に分けている。今回の新型コロナワクチンは不活化ワクチンで、「mRNAワクチン」と呼ばれ「新型コロナウイルスがヒトの細胞に侵入する時に使うタンパク質を作る遺伝情報を含む物質」である由。

「新型コロナワクチン」接種の目的は、体内に抗体を作り、

❶ 重症化する患者数を減らす

❷ 集団免疫を完成させてコロナ感染症の拡大を防止する

ことにある。

「集団免疫」とは「ある国や地域の中の人々（集団）が、その感染症に罹るか、ワクチンを接種することによって多数の人々が免疫（抗体）を獲得し、それにより集団全体が感染から守られるようになる現象」のことを言う。

つまり、かなりの割合の人々が感染するか、ワクチン接種により抗体（免疫）を

持つようになると免疫を持たない人が現に感染している人と接触する機会が少なくなる（ウイルスが新たな宿主を見つけられなくなる）ことで感染拡大がストップする、ということである。

２０２０年３月、英国の著名な疫学者が、「人口の60％が感染するか、ワクチン接種で抗体を持つようになると、感染症は終息する」と述べたが、中国武漢でも、横浜港に寄港したダイヤモンドプリンセス号でも、感染者がその集団の60％になることはなかった。

ダイヤモンドプリンセス号の乗客乗員３７１１人のうち、７１２人（19・２％）が感染し、13人が死亡した事実は、20％の人の感染で「集団免疫」が作られることを示唆している。

「集団免疫を獲得するには、その集団内にどのくらいの抗体（免疫）保持者が存在すればいいか」を「集団免疫閾値《いきち》」というが、最近はその値が「20％」でもよいのではないか、と言う学者もいらっしゃるが、プリンセス号の事象もその１つの証左となる。

この計算でいくと、日本の人口約1億3000万の20%≒2600万人の人が、コロナ感染やコロナワクチンで抗体を保有することになれば、新型コロナウイルス感染症も終息していくということになる。

新型コロナウイルスのワクチンは、異例の早さで開発、製造、承認されたので、副作用に対する不安や、そもそも、その効果に対する疑問も少なくない。

このワクチン接種を希望する人が現時点で70%強と意外と少ないのは、その所為《せい》かもしれない。

「風邪薬は治りかけに飲むとよく効く」と言われるし、19世紀から20世紀前半まで、欧米諸国、日本で猖獗《しょうけつ》を極めた結核も原因菌が発見されたのは1882年、その化学療法（ストレプトマイシン）が開発されたのは1943年であったが、実は欧米諸国では1850年以降は結核による死亡率は減り始めていた。

結核の感染が下火になった時に出現した化学療法により、結核は「抑え込まれた」。どんな病気に対する薬も、「治りかけの時、服用するとよく効く」と揶揄する学者もいらっしゃる。

新型コロナウイルス感染症も、これまで沢山の人が感染し、免疫（抗体）をもつ「自然の集団免疫」が形成されつつ状況になれば、ワクチンも大いに効果が出る（ように見える）という穿った見方もできる。

コロナウイルス感染症が終息すると「治療医学」ではなく、ワクチン（や集団免疫）による「予防医学」の勝利ということになる。

どんな病気も治療より予防の方が大切なのだ。

新型コロナワクチン接種と副反応

日本の「新型コロナワクチン」の接種対策は欧米にほぼ半周遅れながら、2021年5月下旬に至りようやく軌道に乗りはじめ、接種環境が整いつつあるように見える。その一方で「副反応」による死者も報告されているのは残念だ。

まず、なぜ副作用と言わないで、副反応と表現されるのか、について説明を加えておく。

解熱剤や抗生物質を服用したときのジンマ疹や胃腸からの出血、血圧を下げる降圧剤でめまい、ふらつき、頻脈…、糖尿病の人への血糖降下剤で低血糖症状(頻脈、冷や汗、失神)などの健康被害が発言した場合「副作用」と表現される。

「副反応」は、ワクチンという異種タンパクを接種して、体内に抗体ができるのと並行して炎症性サイトカイン(炎症を惹起させる白血球活性物質)が作られ、頭痛、発熱、筋肉痛や倦怠感、鼻水…などが発現してくることをいう。

薬（ワクチン）そのものによる健康被害ではなく、ワクチンの本来の目的である抗体生成と平行して発現してくる副反応というわけだ。

一番ありがちな反応が強いアレルギー反応である「アナフィラキシーショック」（呼吸困難、悪くすると死亡）である。

一般的に種々のワクチン接種によってアナフィラキシーが発症する割合は「100万件に1件」とされている。

コロナワクチンによるアナフィラキシーショックの発現率は「アメリカでは20万件あたりに1件」であるが、日本では現在までのところ「20万件あたり約30件」と30倍も高い。

それは「日本人の約30％が食物アレルギーによるジンマ疹や花粉症持ち」ということと関係している。

「副反応」は、女性、高齢者、糖尿病、腎臓病、心・血管疾患、アレルギーなどの持病がある人に断然多く起こる。

アナフィラキシー反応が発現するまでの時間は「70％の症例で15分以内」とされる。

よって摂取後15分は、医療施設（接種会場）内にとどまっておくべきである。

ワクチン接種後の数日後になくなった場合「自然死」とされるが、これも理解に苦しむ。


さて、厚生労働省の報告では、ワクチン接種後の死亡例は4月30日までに「19人」とされていた。5月12日の厚労省厚生科学審議会の報告では、ワクチン接種後の副反応の疑い＝5562人（重篤者数642人、死亡者39人）で、年齢別では90歳代が最多で、基礎疾患のない20歳代、30歳代の人も混じっているというのだから事は穏やかではない。

しかもこの時点では接種率2％程度だったのだから。

主な死亡例を挙げると、

①26歳（女性）（看護師）…4日後　脳出血
②37歳（男性）…3日後　心肺停止
③37歳（男性）（花粉症あり）…3日後　心肺停止
④46歳（男性）…翌日　大動脈瘤乖離
⑤51歳（男性）…14日以後　就寝中に心房細動
⑥61歳（女性）…3日後　くも膜下出血
⑦62歳（男性）（抗血栓薬服用中）…翌日　朝風呂で溺死
⑧65歳（男性）…19日後　急性心不全
⑨69歳（女性）…9日後　脳出血
⑩72歳（女性）（C型肝炎）…3日後　脳出血　その2日後に死亡
⑪73歳（男性）（透析中）…敗血症
⑫102歳（女性）…誤嚥性肺炎

などである。しかし「ワクチンと死亡の因果関係は評価不能」というのがほとんどの専門家のご高見だ。

ファイザー社のワクチンは、「*m*RNA」ワクチンといわれ、人類が接種したことのない新しいタイプのワクチンだから…と指摘する専門家もいる。

こうしたワクチン接種による（と思われる）死亡者が出現する、というデメリット（マイナス）よりも、ワクチン接種によって新型コロナウイルス感染者数及びその死亡数が減少する（だろう）というメリット（プラス）の方が大きい、という前提でワクチン接種が奨（進）められているのである。

閑話休題Ⅰ　トルコVSギリシャ

トルコとギリシャは歴史上、それぞれの領土への侵入、奪い合いを繰り返してきたので、今でも犬猿の仲である。

ギリシア人はヨーロッパ人、トルコ人は東アジアを起源とする「トッケツ」人が西進していく途中、ヨーロッパ人やアラブ人と混血して出来上がっている。よってトルコに行くとまったくのアジア人から、完全なヨーロッパ人までいる。

しかしギリシャ人と風貌がまったく同じ人も少なくない。

古代ギリシャの遺跡の4分の3は、トルコ側に存在する。

今でも地中海のキプロス島には、トルコ系住民とギリシャ系住民が仲悪く共存している。

さて、今回の新型コロナワクチン。「ウイルスの遺伝子の一部を人工合成してヒトに投与する新しい技術」が今回の新型コロナウイルスの「*m*RNAワクチン」である。これはドイツのバイオ企業「ビオンテック」のノウハウを、米国製薬大手ファイザー社が実用化したもの。

ビオンテック社のCEO（最高経営責任者）のウグル・サヒン氏は、トルコからドイツに出稼ぎに行ったお父さんと共にドイツに在住するようになった。

サヒン氏の妻、オズレム・トゥレシさんは、ドイツ生まれのトルコ系移民2世で、同社の最高医療開発責任者である。

さて、ファイザー社の社長はギリシャ出身である。新型コロナウイルスワクチンの「共同開発」を通して両国が仲良くなると良いのだが…。

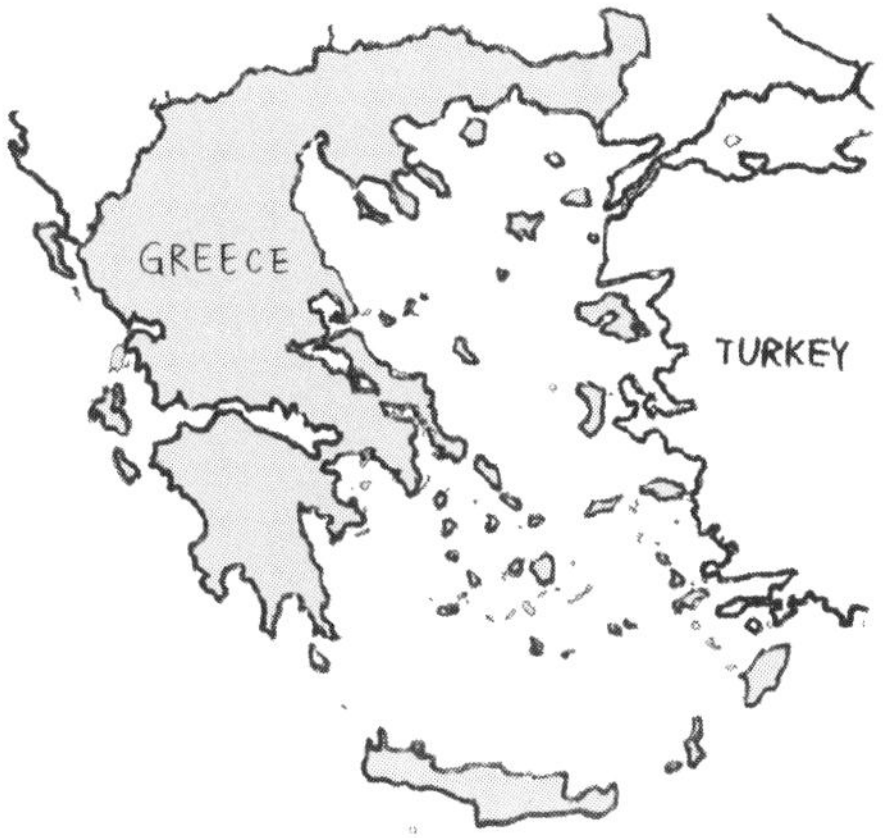

©2021 Yuko Arai

ギリシャ(GREECE《グリース》)とトルコ(TURKEY《ターキー》)の位置関係を再確認してびっくり。

これこんなにギリシャの島がトルコの岸ギリギリまで接している!!

閑話休題Ⅱ　ワクチン接種は、なぜ筋肉注射？

新型コロナウイルスのワクチン接種が進んでいる。

ＴＶの映像に接種風景がよく出てくるが、上腕（外側）に垂直に針を刺す「筋肉注射」は見ていても痛そう！である。

インフルエンザなどのほとんどの予防注射は30〜40度の角度で針を刺す「皮下注射」である。

日本で筋肉注射が一般的でないのは１９６２年（昭和37）、解熱剤や抗生物質などの筋肉注射を受けた乳幼児が「大腿四頭筋拘縮症」（他に上腕上部〜肩甲骨にかけて存在する〝三角筋拘縮症〟）の副作用が生じるという症例が発生したためだ。

太ももの筋肉の組織が破壊され、歩行障害が起こり、生涯、歩行困難に陥った子供もいる。よってその後、日本では皮下注射が主流になった。

今回の新型コロナウイルスのワクチンは「皮下注射より筋肉注射の方が効果が

10％高い」という理由で筋肉注射がなされることになった。

それにしても、欧米人の医療従事者の注射の打ち方は雑だ。

皮下注射も筋肉注射も針の先が万一、血管内に刺さったら注射液が急速に全身に回り思わぬ事故（アナフィラキシーショック等）が起こる確率が高くなる。

よって注射の基本として針を刺したら1回プランジャー（押子・内筒）を引いて、血液が戻ってこないか、を確かめる必要がある。

日本の医療従事者は基本が大体できているようだが、欧米ではそのまま液を注入している。

危ない危ない！

「集団免疫」を成功させたスウェーデンの際立つ数字

ヨーロッパ各国では、２０２０年春以降、複数回にわたりロックダウンによる新型コロナウイルス対策が行われてきた。

しかし、スウェーデンでは、ロックダウンのような強力な対策が講じられてこなかった。

もち論、各種イベントの自粛、多人数での飲食の禁止、テレワークを推奨し、通学や通勤を制限する…なども行なわれなかった。

スウェーデンでの新型コロナウイルス感染症による死亡者数やＩＣＵ（集中治療室）入室者数は、２０２０年４月にはピークを迎え、その後徐々に減少し、感染が収束していった。夏には、死亡者、ＩＣＵ入室者ともほぼ「０」になった。

２０２０年8月には、同国公衆衛生庁が「国民の約50％が新型コロナウイルス

	感染者数	死者数
スペイン	347.1人	3.7人
フランス	441.7人	2.3人
英　国	348.7人	2.3人
イタリア	172.6人	1.1人
スウェーデン	99.8人	0.2人

に感染し、〝集団免疫〟を獲得した」と発表（後に、〝誤り〟と訂正されたが）。しかし50％とまではいかなくても、他のヨーロッパ諸国に比べて、スウェーデン人の抗体（免疫）獲得率は格段に高い、と推測される。

２０２０年10月21日までの14日間の新型コロナウイルス感染者数と死者数（人口10万人当たり、ヨーロッパ疾病予防管理センターのデータより）は、スウェーデンの感染者数と死者数の少なさが際立っている。

このウイルス感染を防ぐために、日本でもヨーロッパでも「三密を避ける」「マスクの着用」「消毒」が推奨、半ば強制されている。

東京の地下鉄や電車の中、街中の人々はほぼ

100％マスクを着用し、少々異様な違和感さえ覚えることすらある。自己主張が強く、何事にも強制を嫌がる英国やフランス、イタリアなどヨーロッパ人のマスクの着用率は「76～88％」に対してスウェーデンではわずか「9％」（英国調査会社・ユーガフによる）との由。

スウェーデンの「公衆衛生局」のコロナウイルス対策の責任者で疫学者のアンデシュ・テグネル博士は「マスクが感染を防ぐ科学的根拠はひじょうに弱い」とさえ述べている。

「三密を避ける」「マスクを着用する」「消毒をする」など、ウイルスが体内に侵入することを防ぐ方法は、それが成功すればするほど「体内に免疫ができない状態が続く」のであるから、半永久的にウイルスに感染する危険性を持ち続けるという結果を招来する。

ウイルスや病原菌に1回感染し、「免疫ができる」と、再び同じ病原体を体にもらっても無～軽症で済む。

新型コロナウイルスに国民の25％が感染すると、この感染症は終息していく、と主張する学者もいる。これこそがスウェーデンが終始一貫してとってきた施策、「集団免疫」政策である。

しかし、ヨーロッパに新型コロナウイルス感染の第3波が到来した2020年晩秋から冬にかけて、スウェーデンでも感染者が増え始めたため、今では、緩やかながら外出自粛政策などが行われている。

しかし、少なくとも2020年においてはスウェーデンの「集団免疫」政策は成功したと言ってよい。

日本ではコロナ禍のために、緊急事態宣言や「蔓延防止重点措置」が適用され、飲食店、宿泊業、旅行・運輸業などを中心に多くの企業が経済的大打撃を蒙っている。

しかし、新型コロナウイルス感染症（COVID-19）は死亡率2％未満の病気であり、死亡する人は、慢性の腎臓、心臓、肝臓病、糖尿病、肥満者、高齢者ということが明らかになっている。よって、こういうリスクの高い人々は、少しでも発熱他、味覚・嗅覚障害、呼吸障害が出現したら、集中的、徹底的に治療し、その生命を救う必要がある。しかし、感染しても無〜軽症で済む人達の活動を制限すると、日本経済は当分、立ち直ることができないほどの大打撃を受けることになる。

雇用調整金や時短を守った飲食店に支払われるお金は、すでに膨大なものになっている。

そうしたお金は、感染症専門病院を建てる費用に充て、医療の逼迫《ひっぱく》に陥らない状態を作るという政策ができないものか。

そうすると、感染しても無〜軽症で済む人には免疫ができ、経済活動も妨げられなくて済むし、日本人全体の20〜25％が感染して抗体（免疫）をもつと、新型コロナウイルス感染症も終息するのであるから。

「ワクチン接種」「集団免疫獲得」より、あなたの「自然免疫」を上げよ！

２０２１年5月27日現在、新型コロナウイルスの国内での感染者数は73万４７８４人で、死者は1万２７４６人なのであるから、致死率１・７％弱である。

よって、１００人が新型コロナウイルスに感染すると、

新型コロナウイルスに100人感染した場合

新型コロナウイルス（100人感染）
80人…無〜軽症
20人…中〜重症化（18人…治療で治る）

ということになる。

（2人未満・死亡）

感染者の約80％は、全く症状がないか、「軽い風邪を引いたかな」という程度で治る。感染しても無〜軽症で済む人は「自然免疫力が高い人」と言ってよいし、1回感染したのだから、体内に抗体（免疫）ができ、2度と新型コロナウイルスに感染しないか、感染しても軽症で済む。

2021年5月20日横浜市立大学医学部より「2020年新型コロナウイルスに感染した人のうち軽症者は1年後の現在、96％、中〜重症者は100％、抗体を保有していた」という発表がなされた。

自然免疫力を高める方法

（1）老いも若きも筋肉運動をせよ　マイオカインの凄い力

私が大学院時代に「陸上競技部の学生の一週間の合宿中の免疫力を調べたところ、毎日行う短～中距離走による筋肉トレーニングの日数が増えるほど、免疫力が上がる」という結果を得たことについてはすでに述べた。

筋肉運動及びその結果起こる体温上昇が免疫力を上げた、と言える。

ここ10年くらいの間に、デンマークのコペンハーゲン大学のペデルセン教授が筋肉を動かすことによって筋肉細胞から産生、分泌される〝myokine《マイオカイン》〟なるホルモンを発見し、世界中の学者の注目を浴びている。

マイオカインは、

①血糖、コレステロール、中性脂肪を下げる
②血圧を下げる
③心臓の働きをよくする
④ガン細胞の増殖を抑制する
⑤うつ、自律神経失調症を防ぐ
…等々、多岐にわたる生理作用があるが
⑥NK細胞の働きを高めて免疫力を上げる
…という働きもある由。

日頃、ウォーキングをはじめ、何でもよいので、新型コロナ感染症予防のために筋肉運動を励行されるとよい。

室内でできる筋肉運動として、

① スクワット

1セットを5～10回にして、3～5セットから始め、筋力がついてきたら回数、セット数増やしていく。

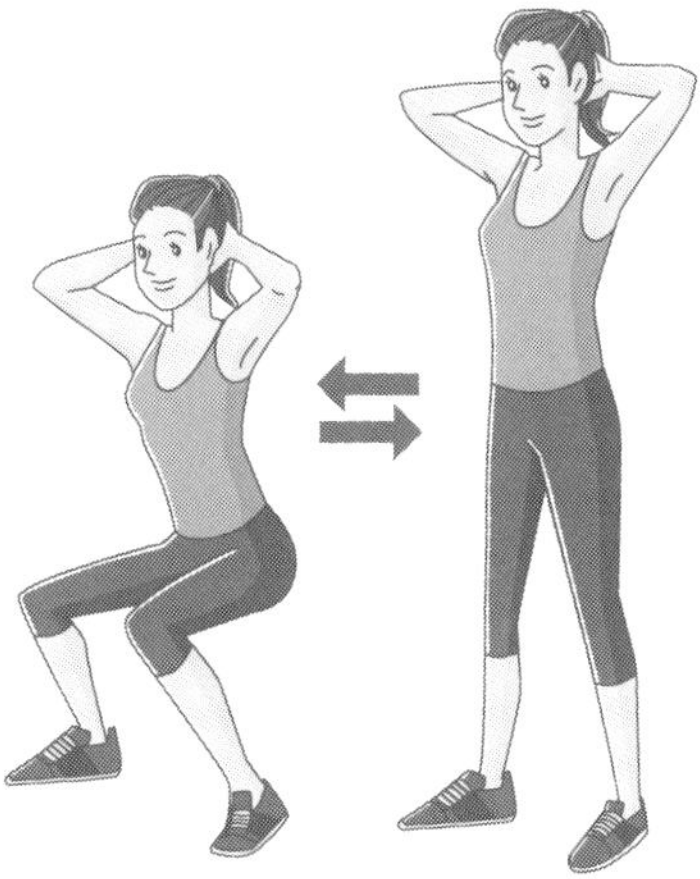

◆背筋を伸ばしてやるのがポイント

・両脚を肩幅より広めに開く
・両手を頭の後ろで組む
・背筋を伸ばした姿勢でお尻を垂直に下ろしゆっくりと膝を曲げる
・限界まで曲げたらゆっくりと膝を伸ばし元の姿勢に戻る

呼吸は「膝を曲げる時に吸って、伸ばす時に吐く」のが基本です。

②かべ腕立て伏せ

かべに向かって平行に立ち、両腕を伸ばして、両手の平を壁につき、両腕の屈曲、伸展《しんてん》をくり返す。

はじめは10回を1セットにし、休息をはさんで3セットくらいより始め、筋力が強くなってきたら、回数、セット数を増やしていく。

更に筋力が増したら、両足を壁から離して行うと、負荷が増す。

③貧乏ゆすり

椅子に腰かけ、やや脚を開いて、その状態で〝貧乏ゆすり〟を3分行うと、20分歩いたのと同じ効果がある、とスポーツ生理学で証明されている。1日3回行うと、1時間歩いたのと同じ効果だ。もちろん、3回以上行うと、更によい。

④バンザイ運動

ややを足を開いて直立する。その姿勢で両腕（両肘は曲げて構わない）を上方から後方に投げ出すと同時に、両かかとも挙げる。

10回を1セットにして行うと、8回目くらいから汗がにじみ、体が温まってくるのを感じる。

トイレへ入る前後、入浴の前後…等々、10回ずつ、1日10回（計100回）

以上、励行されるとよい。

体も温まり、体調もよくなる。

冷え症で、糖尿病、運動不足の患者さんに奨めたところ、1ケ月間1日10セット（計100回）励行され、体温は0・5℃上昇、空腹時血糖値も186→125mg／dℓ（正常値：110mg／dℓ未満）と下がって、大変喜ばれた。

その他、テニス、ダンス、ハイキング、水泳…等々運動の習慣のある方は、筋肉運動の免疫上昇効果を念頭におかれつつ、大いに励行されるとよい。

(2) 体温を上げよ

「体温が1℃上昇すると免疫力は一時的に4～5倍になる」とされている。

私が白血球を研究していた大学院時代当時の免疫学など、現在の発達した免疫学に比べれば稚拙なものだった。

倍率1000倍の顕微鏡でガラスに載せた少量の血液中の白血球を覗き、その白血球達が泳いでいる血液中に墨汁やラテックス（ゴム）、それに細菌を加えて、好中球やマクロファージが細菌や異物を貪食する様子を観察する、というものだった。

墨汁を加えられると白血球達は即座に貪食して、「白い血球」が真黒になる。その黒さをⅠ、Ⅱ、Ⅲ、Ⅳ、Ⅴ段階に分けて「貪食力」≒「免疫力」を推定する、というもので、今の免疫学者からはきっと失笑、苦笑を買う原始的な実験だ。

しかし、体温が上がると、白血球（好中球とマクロファージ）の貪食力は、確かに4〜5倍に上がることが今でも鮮明に目に焼きついている。

よって、運動によって体温を上げたり、入浴することで体温を上昇（20分の入浴で1℃〜2℃の体温が上昇する）させると、免疫力が上がる、ということになる。

サウナ入浴　呼吸器医学の調査が明かす

オランダの医学誌〝Respiratory Medicine〟（呼吸器医学）に、２２１０人の男性（42〜61歳）を25年以上、「サウナの利用頻度が肺炎発症にどう関連するか」について追跡調査した論文（２０１７年10月号）が掲載されている。

サウナに入る回数が多い人ほど肺炎のリスクが低いことがわかる。

この実験は、「当時新型コロナウイルス感染症は流行していなかったので、新型コロナウイルスに対するサウナの効用」について述べられてはいないが、約360種類の細菌、ウイルスが調査されている。

我々がふつうに罹る「風邪」の病原体はウイルスで、そのうち約15％が、コロナウイルスである。

そのふつうの風邪コロナウイルスが変異したのが「新型コロナウイルス」なのであるから、サウナ浴は新型コロナウイルスにも効果がある可能性は十分ある。

サウナの利用回数	肺炎のリスク
週1回 以下	1
週2〜3回	0.67
週4回 以上	0.53

葛根湯が効く!?　発汗で免疫力

私の友人の公認会計士A氏（70歳代）は、日本に数人（又は10数人）しかいらっしゃらない本当の漢方医が主治医だ。

私のように、一般の西洋医学を学んだ後、漢方医学に興味を抱き、漢方製剤メーカーによる講習会や漢方医学の書籍で勉強して、漢方薬を処方している医者は、日本に数万人はいらっしゃるだろう。

しかし、漢方医術を先祖代々何代にもわたり継承している漢方医は、日本に数人、存在するだけだ。

A氏は昨年暮れ、38・5℃の発熱の為、本格的な漢方医のB先生を受診したところ、PCR検査がなされ、「葛根湯」を処方された。

1日3回、2日間服用したところ、解熱して平熱になり再度、B先生を受診したところ、「PCR陽性」だったと告げられた由。

この1例からして「葛根湯が新型コロナウイルス感染症に効く」と断じるのは早計にすぎる。

なぜなら、「葛根湯」はウイルスや細菌などという概念など全くない2000年も前の薬なのだから。

葛根湯は葛の根、麻黄、桂枝《ニッキ》、芍薬、大棗《なつめ》、生姜などより成っており、服用（とくに白湯や紅茶と共にがよい）して、30分もすると、発汗してくる。

発汗が始まる頃は、体温が1℃上昇しており、免疫力が4〜5倍になっている。

江戸時代に、「風邪には葛根湯」「下痢にも葛根湯」「湿疹・ジンマ疹にも葛根湯」と、どんな病気にも葛根湯しか処方しない「葛根湯医者」がおり、落語に「ヤブ医者」として登場する。

しかし、葛根湯医者は、これらの病気を見事に治癒せしめていた、という。

「新型コロナウイルス感染症に葛根湯が効く」として、高齢者に葛根湯を売った薬剤師が逮捕された、というニュースが1年くらい前にあった。

逮捕の理由は「効果があるというエビデンスがはっきりしない葛根湯を処方して、その間に新型コロナ感染症が悪化したらどうする…」というものだった。くり返しになるが「葛根湯」は、2000年も前のウイルスや細菌などの概念のない時代の漢方薬だ。

漢方薬は「自覚症状、他覚症状、診察所見」（これを「証」という）を判断して処方される。

葛根湯処方の「証」は、「寒気、発熱、咳、筋肉のだるさ、項《うなじ》のこり…」などである。

ふつうの風邪であっても、たとえ、新型コロナウイルス感染症であっても、この「証」があったら、漢方医は「葛根湯」を処方する。

その時、PCR検査を実施し、結果的に「陰性」で、症状が治まったら、それはふつうの風邪であったということだし、症状がよくなっても「陽性」であったら、それは新型コロナ感染症だったということになる。

A氏の如く、「寒気、発熱、のど痛、咳…」などの葛根湯の証を診て、葛根湯を処方し、患者が服用後、解熱して「治った」というのは、別に、漢方の専門医から見ると不思議でも何でもない話なのである。

そもそも、ふつうの風邪の原因ウイルスのうち約15％がコロナウイルスである。

そのふつうのコロナウイルスが変異したのが新型コロナウイルスだ。

よって、昨年、ブラジルやアメリカの大統領の「コロナ感染症は、風邪と同じだ」との〝放言〟にも、一理ある。

新型コロナウイルス感染症の約80％が、無症状ないし、軽症（ふつうの風邪と同じ程度）で済む、ということからも、一見すると暴言ととれる両大統領の文言も、１００％否定する訳にもいくまい。

一方、千葉県の東邦鎌谷病院の柳一夫医師は、新型コロナウイルス感染予防として、「蓄膿症」や「慢性鼻炎」「慢性扁桃炎」に奏効する荊芥連翹湯《けいがいれんぎょうとう》を推奨されている。

「漢方薬の効果にはエビデンスがない」という指摘に対して、柳医師は「美《び》楽《がく》」

という雑誌（2021年4月号）の中で、「…荊芥連翹湯を予防薬として使用している人は、数万人いらっしゃると思いますが、連絡の取れる数千人の人で感染した人は一人も出ていない、というのが予防薬としてのエビデンスだと思います」と述べておられる。そして、「…感染の拡大と縮小を繰り返して、多くの犠牲者が出て経済的にも追いつめられている今、〃可能性があることであれば何でもやってみる！〃多くの人がそう思っているその選択肢の中に、荊芥連翹湯を入れてくだされば、とても嬉しいと思います」と結論されている。

さて、この「感染予防」に対してであるが、「予防に優る治療法はない」という認識のもと、韓国、台湾では、それぞれ、韓医学の関連学会が、台湾では、国立中医学研究所が、中国では国家中医薬管理局が、各々の国の伝統医療の治療ガイドラインを2020年3月時点ですでに出している。

2019年12月、中国の武漢で発生した（とされる）「COVID-19」に際して、中国政府は武漢をすぐに封鎖し、短期間で、火神山病院と雷神山病院を建設し、全中国から4万2000人の医師を集めて治療にあたった。その中には4900名の中医師（西洋医学ではなく、中国の伝統医学＝日本でいう漢方医学専門の医師）が含まれていた、という。

この中医師たちの研究により、COVID-19の感染初期から中期には「清肺排毒湯」（という漢方薬）が有効であることが判明した由。つまり、酸素吸入やエクモなどで治療を要する重症化の予防のために「清肺排毒湯」が処方されたというのだ。

悲しいかな、日本では、「科学的エビデンスがない」として、コロナ患者に「清肺排毒湯」が処方されることはない。そもそも、日本の国民皆保険制度では、薬の予防投与は認められていないのだ。

その点、保険診療を行っていない自由診療の医院（ごく少数、日本に存在）では、予防投与は可能である。また、薬局では医師から発行される処方箋で処方する薬以外は、〝自由診療〟であるので、予防投与は可能である。COVID-19患者の濃厚接触者は、発症（病）予防のために漢方に詳しい薬局の薬剤師に相談し、ちゃんと「証」を診てもらった上で、処方してもらうとよい。

50年の歴史を誇る「日本漢方協会」（薬剤師中心の会）の今井淳会長は、日本漢方協会ニュースレターで「この国難に対して漢方で貢献すべし」とメッセージを送られている。

「漢方産業化推進研究会」（一般社団法人）は「COVID-19に対する未病漢方活用法」を作成し、それは「文芸春秋」の２０２０年12月号にも紹介された。

２０００年の歴史のある漢方医学が「証」をもとに処方する〝COVID-19〟患者に対する処方薬を、西洋医学的視点から「エビデンスがない」などと言って否定してはならない。

国難とも言える〝コロナ禍〟を支援するには、何でも可能性のあるものは試すべきである。とくに、漢方医学に精通した医師や薬剤師が「証」をもとに処方した漢方薬で、副作用が出たり症（病）状が悪化することはあり得ない。「証」とは、２０００年の漢方医学の知識と知恵が詰まっているのだから。

新型コロナウイルスを抑える身近な食物（紅茶、発酵食品など）

私の母校、長崎大学医学部・熱帯医学研究所の北潔《きたきよし》教授らの研究グループによる「5－ALAによる新型コロナウイルス感染抑制効果」についての研究論文が2021年2月8日、国際学術誌 Biochemical and Biophysical Research に掲載された。（タイトルは5–Amino Levulinic Acid inhibits SARS-cov-2infection in vitro）

5－ALAは、「5–Amino Levulinic Acid」（5－アミノレブリン酸）が正式名である。「5－ALA」は、ヒトや動物、植物などあらゆる生命体で作られているアミノ酸なので、当然毒性はない。ヒトの細胞内では20歳をピークに減少していく、とされている。

北教授らは「試験管内で培養している細胞に新型コロナウイルスを感染させ、一定量以上の〝5－ALA〟を投与するとウイルスの増殖が抑制される。ある一定濃度以上だと100％増殖を阻害する」ことを確認された。

もともと北教授は2009年頃より「抗マラリア剤」として〝5－ALA〟の研究を続けられていた。

「マラリア原虫（病原体）の遺伝子配列に〝5－ALA〟の産物が結合すると原虫が増殖しない」ことを確認されていたが、「新型コロナウイルスの遺伝子の中にも同じ配列が複数ある」ことに気付き今回の研究に結びついた、という。

10年以上前から〝5－ALA〟は肥料、飼料、化粧品、ペットサプリメントにも活用されてきたが、人体60兆個の細胞内に存在し、糖を燃焼してエネルギーに変えるミトコンドリアという小器官の働きを〝5－ALA〟が高めるとして血糖値を下げるサプリメントなどにも応用されている。

〝5－ALA〟はすべての動植物にも含まれているので、どんな食物にも含まれているのは当然であるが、〈表〉よりわかるように野菜では葉緑素（クロロフィル）を多く含むピーマン、ホウレンソウ、春菊に多く含まれ、果物ではバナナ、巨峰の含有量が多い。

コロナウイルスを抑える“5-ALA”の含有量

野菜類	ピーマン	18.1	果物	バナナ	31.6
	ほうれん草	13.8		巨峰	13.6
	トマト	9.8		リンゴ	0.8
	春菊	5.2	肉類	牛ひき肉	9.8
	シイタケ	5-45		豚ひき肉	5.6
	大豆	5-7		鶏ひき肉	4.3
	キュウリ	2		牛ばら肉	0.8
	キャベツ	1.3	魚・魚介	まぐろ（赤身）	0.8
	タマネギ	1.1		さけ・ます	0.2
	ニンジン	0.8		いか	38.4
	白菜	0.7		たこ	78.4
			発酵食品	醤油（ソース）	22 (21.27)
				納豆	25
				黒酢	150
				ワイン	110-173
				日本酒	70-353

※第2回ALAサイエンスフォーラム活動レポートを参照

肉類ではレバーに多く含まれている由。

魚、魚介類では、いか、たこの軟体動物に多く含まれているが、水揚げされてもかなり長い間生きているという生命力の強さと関係があるのかもしれない。

なぜなら〝5－ALA〟はあらゆる生命体の中で作り出されており、「生命の根源物質」とさえ言われているのだから。

特筆すべきは発酵食品に抜群の量の〝5－ALA〟が含まれている点だ。発酵する時に活躍する酵母や菌など原子生命体が旺盛に〝5－ALA〟を作り出すのであろう。ワインや日本酒に含まれる〝5－ALA〟の量は半端ではない。

上戸の人々にとっては大朗報であろう。

数ヶ月前ロシアの新聞で「新型コロナウイルスに感染して肺炎を起こした中年男性がウオッカを存分にふりかけたマスクをして一晩眠ったら肺炎が大改善していた」という記事を読んだことがある。

「新型コロナウイルス」の予防として「三密を避ける」に加えて「アルコール消毒」があげられるが「アルコール」は本当に効果的なのかもしれない。

さて、もう1つお茶の話題。

奈良県立医科大学の矢野寿一教授らの研究グループが、ペットボトル入りの緑茶や紅茶などの10商品を用意して「試験管内で新型コロナウイルスとお茶を混ぜ、経過時間毎の感染力を持ったウイルス量を検査」したところ、「最も効果が高かったのは茶葉から入れた紅茶で、感染力のあるウイルスは1分間で100分の1まで減少」した由。

新型コロナウイルスの表面には、人体内の細胞に侵入する際に必要なトゲ（スパイク）が付いており、「カテキン」がこのスパイクに付着して動きを封じ感染力を奪う、と推測されている。

「5-ALA」や「カテキン」の新型コロナウイルス感染抑制に対する効果は何れも実験室内での研究結果で、今後、人体を使った臨床試験がまたれるが、大いに期待してよいのではなかろうか。

イギリスの産業革命以降、とくに19～20世紀に、全世界で猛威をふるった結核は、抗生物質のペニシリンの開発によって抑え込まれた。

１９２８年、〝Penicilium natatum〟（青カビ）の培養液中に抗生物質が存在することが、イギリスのＡ・フレミング（A.Fleming）博士によって発見され、〝Penicilin〟（ペニシリン）と命名された。

その後、１９４０年、Ｅ・Ｂ・チェイン（E.B.Chain）、Ｈ・Ｗ・フローリィ（H.W.Florey）、両博士らによって〝ペニシリン〟が粉末状に分離され、動物や人の感染症への使用が始まり、抗生物質療法時代の幕明けとなった。

このように種々の〝難病〟の予防・治療薬は意外と身近なところで発見されるものなのである。

呼吸法で予防する

新型コロナウイルスが、口や鼻から気管、気管支、肺に入ってきてもウイルスのスパイクで肺の細胞膜を突き破り、細胞内に侵入してこないと感染は成立しない。

気管や気管支の上皮には､毛のような感じの繊細な多数の突起があり繊(線)毛と呼ばれている。

呼吸を通して、ウイルス、細菌、ゴミ…などの異物が気管や気管支に入ってくると、繊毛がそれをブロックして侵入を妨げようとする。

新型コロナウイルスが気道を通して入ってきても、肺の細胞に付着、侵入する前にこの繊毛を働かせて、外に排出させると感染は成立しない。

その最上の方法が呼気を6〜7秒、吸気を3〜4秒で行う「呼吸法」である。

暇さえあれば、この呼吸法を繰り返されるとよい。たとえ、新型コロナウイルスが気管、気管支内に侵入してきても押し返せる可能性大である。

ヨガでもアーユルヴェーダでも、健康増進、病気治癒にとって一番大切なのが「呼吸」とし、吐く息を吸う息の2倍くらいとする「呼吸法」が重要視されている。息を吸う時は、自律神経のうちの「戦いの―緊張の…」神経である交感神経が、息を吐く時は、「リラックスの―休息の…」神経といわれる副交感神経が優位に働く。

交感神経が優位に働くと、血圧上昇、脈拍増加、免疫低下…が起こり、副交感神経が優位に働くと血圧低下、脈拍減少、免疫力増強、という健康促進につながる状態がもたらされる。免疫力増強というのはリンパ球（抗体産生のリンパ球、抗体産生のβ‐リンパ球、自然免疫力の中心的存在のNK細胞…）の活性化のことである。

「生きる」は「息る」から来ている。新型コロナウイルスを寄せつけないためにも「呼吸法」は大切なのである。

「新型肺炎」の本当の原因は「コロナウイルス」ではない⁉

新型コロナ感染症の原因は、「コロナウイルス」であり、その感染予防のために、

① マスクの着用
② 手洗い（とくにアルコール消毒）の徹底
③ 飛沫・接触感染を防ぐために、人が集まる所へ行くことを極力さける

ことが推奨され、元々、生真面目な日本人は、これらをほぼ忠実に実行してきた。

それにも拘らず、そして、緊急事態宣言などが複数回発出されたにもかかわら

ず、感染者数は増減をくり返している。

古代ローマ、ギリシャ、エジプトの文明は、その栄華を極めた時に、痘瘡、麻疹、マラリア、発疹チフス、腸チフス、ペスト…などの感染症の流行で人口が減り、衰退していった。

国や文明を築く時は、人々は粗食に耐え、肉体を酷使しながら隣国と戦い、健康であるが、国や文明が作られてしまうと、貴族を中心とした上層階級の人々は体を動かさなくなる上に飽食に陥る。

ローマの貴族たちは鳥の羽で咽をくすぐって吐きながら毎晩美食の宴会を3〜4回こなしていた、という。

美食・飽食は体内に栄養過剰物や老廃物を多く作り、〝漢方医学でいう〝血液の流れ〟〟細菌やウイルスの好餌を与え、感染症蔓延の原因になるのである。

米国ミネソタ大学医学部の教授だったM・J・マレイ博士が世界的に権威のある英国の医学誌「Lancet」に発表した論文には「食べすぎが病気を作る」事例がたくさん掲載されている。

１９７５年、マレイ博士らが、飢饉のサハラ砂漠を訪れ、遊牧民に食料をあたえたところ、その食料供給が始まりまもなくすると、突然、マラリアが発生したという事実をきっかけに、「栄養過多がさまざまな感染症を誘発する」ことが以下のような事例と共に結論づけられている。

（1）「エチオピアのソマリア遊牧民にも飢餓の時、食料供給が行われると、マラリア、ブルセロージス、結核などの感染症が突然起こってきた」

（2）「中世時代のイギリスにおける痘瘡は、貧しい人々より金持ちの人々をより多く苦しめた」

（3）「第一次大戦中に発生したインフルエンザにおいては、十分に栄養が行きわたっている人々に最大の死亡率が示された」

（4）「第二次大戦中、ある過密状態にあったキャンプにおいて、低栄養状態におかれた人々がハシカやチフスに対して最低の罹患率を示した」

（5）「１８３０年代にＥ・チャドウィックが、イギリスの刑務所において行った調査によると、十分に栄養を与えられた囚人は、感染症の罹患率＝23％、死亡率＝0・4％、十分に栄養を与えられなかった囚人は、罹患率＝3％、死亡率＝0・16％と有意な差が認められた」

（6）「インドでは乾季に草がなくなると家畜の餌が少なくなり、動物は痩せ細るが、動物の伝染病の罹患率は最低になる。モンスーンの季節になり雨季になると動物の餌となる草が茂り、それを食べて家畜が太ってくると、家畜の伝染病が急激に増してくる」

…等々、マレイ博士が集めた事例は多岐にわたっている。

つまり、「低栄養の方が感染症に対して抵抗力が強く、高栄養では抵抗力が弱くなる」わけだ。臨床医学の現場でも、「極度に栄養状態が悪化している患者に、点滴により高栄養を与えると、肺炎など重篤な感染症を起こすことがよくある」ことが報告されている。

美食・飽食の中国人が中国医学の真髄「万病一元、血液の汚れ」に陥った

私が33年前に訪れた中国では、経済状態が悪く、食事も粗食だったのだろう、通りで行き交う中国の人々は皆細身であった。

今は日本より金持ちの経済大国になり、多くの中国人が美食・飽食に陥っている。

その結果、2000年前の中国（漢方）医学が喝破している「万病一元血液の汚れ」の状態を自らが作ってしまったのである。

2003年に中国で発生したSARS（Severe acute respiratory Syndrome＝重症急性呼吸器症候群）の原因も「コロナウイルス」であった。

20年足らずの間に、2回も中国発の感染症が発生したのは、正当な理由があったのである。

印刷機、紙、羅針盤、火薬など、文明の利器を発明、考案した優秀な中国民族の頭脳は、きっとこの点に気付き、今後の感染症対策の1つにしてくれることを確信している。

美食・飽食の中にどっぷりつかっている日本人も、コロナウイルスの蔓延の本当の原因について思いを致してほしいものだ。

マレイ博士の実験「低栄養が感染症を止めた」

マレイ博士は、「栄養過多が感染症を誘発するのではないか」という仮説を証明するため、以下の実験を試みた。

まずネズミ100匹を4群に分け、その4群を、何も感染していないネズミと、腹腔内に病原菌を入れて無理に腹膜炎を起こさせたネズミの2群に分け、その2群ずつを、さらに自由に食べさせる群と、チューブを胃に入れて無理に食べさせる群に分けて、死亡率と平均生存日数を観察した。

この実験で、感染症はじめ種々の病気で「体力をつけるために」という理由で無理に食べさせることが体にとっていかに悪いか、かえって病気を悪化させたり、死期を早めたりすることがあるということが明らかになり、教授は「食欲不振（食べないこと）は自分自身の体の防御反応に重要な役割を果たしている」と結論づけている。

マレイ博士の実験

	処理の内容	死亡率	平均生存日数
Ⅰ群（10匹）	・感染していないネズミ ・毎朝2グラムの餌を胃チューブで食べさせる その他の時は自由に食べさせる	0%	—
Ⅱ群（20匹）	・感染していないネズミ ・自由に食べさせる ・毎朝、胃チューブを入れるが、餌は何も入れない ・0.85%の食塩水を0.2㎖腹腔に注射	0%	—
Ⅲ群（30匹）	・腹腔内に、Lmonocytogenesという病原菌を0.85%の食塩水0.2㎖に溶いて、腹腔内に注射し、感染を起こさせる ・自由に食べさせる ・毎朝、胃チューブを入れるが、餌は何も入れない	43%	8.7日
Ⅳ群（40匹）	・腹腔内に、Ⅲ群と同じ病原菌を注射し、感染を起こさせる ・自由に食べさせる ・その上に、胃チューブを入れて、強制的に餌を食べさせる	93%	3.9日

2章

コロナ感染の世界的悪化は食生活の欧米化分布に酷似している

この60年間で日本の食べ物は欧米化の一途をたどり、いまコロナの要因にも

今度のコロナ感染の全世界の蔓延《まんえん》状況をみると欧米型の食生活が起因しているように思えてならない。日本のコロナ感染症の罹患数や死亡者数が非常事態と言うほどふえているとはいえ、米国、ヨーロッパの数とは一桁も二桁も違う。しかし、この60年で日本人の食糧事情が欧米化してきたことで、菌・ウイルスなどの感染症に弱い、自然免疫力の脆弱な国民になってきているのは、間違いない。

図（1）で見る如く、戦後、とくに昭和35年（1960）以降の食生活の変化は、すさまじいものがある。肉、卵、乳製品（牛乳・バター）の摂取の激増と、逆に、米や芋類（ジャガ芋、サツマ芋）の摂取の減少である。

いわゆる高脂肪・高タンパク食が、病気のタイプを欧米化させたということになる。

図１　日本人の体を悪くした原因はここにあった

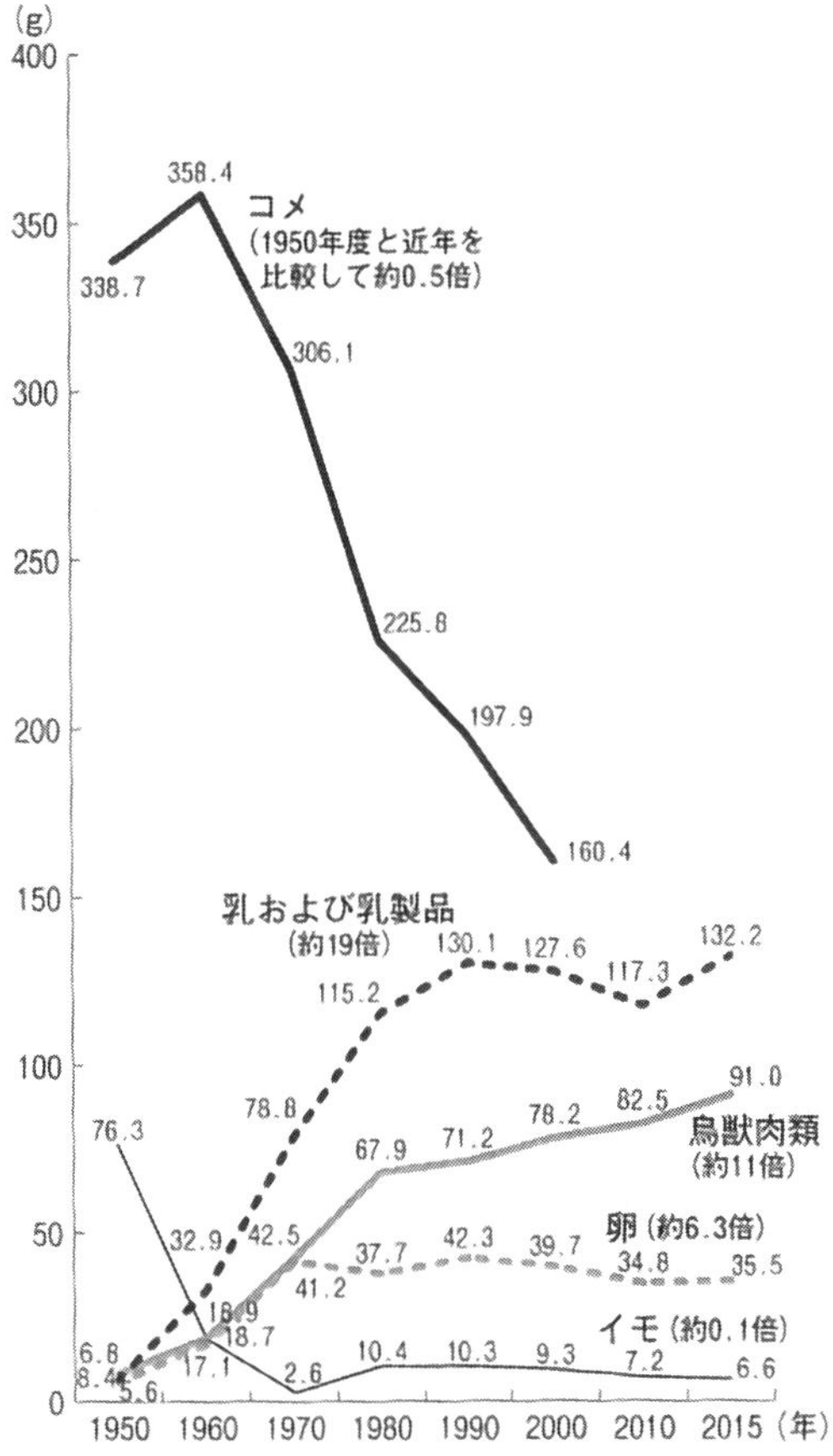

（出典）「七訂食品成分表2018」（女子栄養大学出版部）

図2　米国の食物摂取状況の推移

1910〜1965年の平均摂取量を100(基準)として

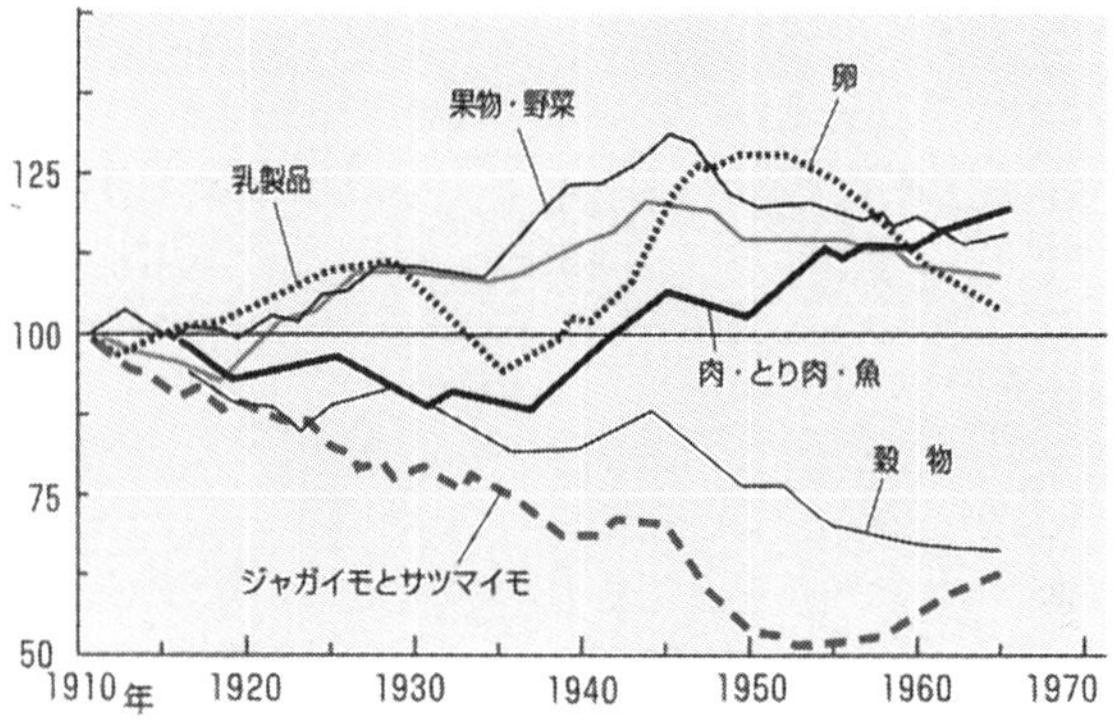

食の欧米化、病気の欧米化と言っても、図（2）で見るように、欧米の総本山と言うべきアメリカでも、1910年を基点にした食生活は、乳製品、卵、肉類の摂取が漸《ざん》増し、逆に、穀類と芋類の摂取が漸減していることがわかる。

アメリカ人でさえ、20世紀の初頭は、わりと質素な食生活をしていたのである。

アメリカや日本に限らず、文明が進歩すると、どこの国でも、高タンパク・高脂肪、低炭水化物の食形態に変化するのである。

図（3）（4）はアメリカ人のガン死の

図３　米国における臓器別にみた癌による死亡率の比較（女性）

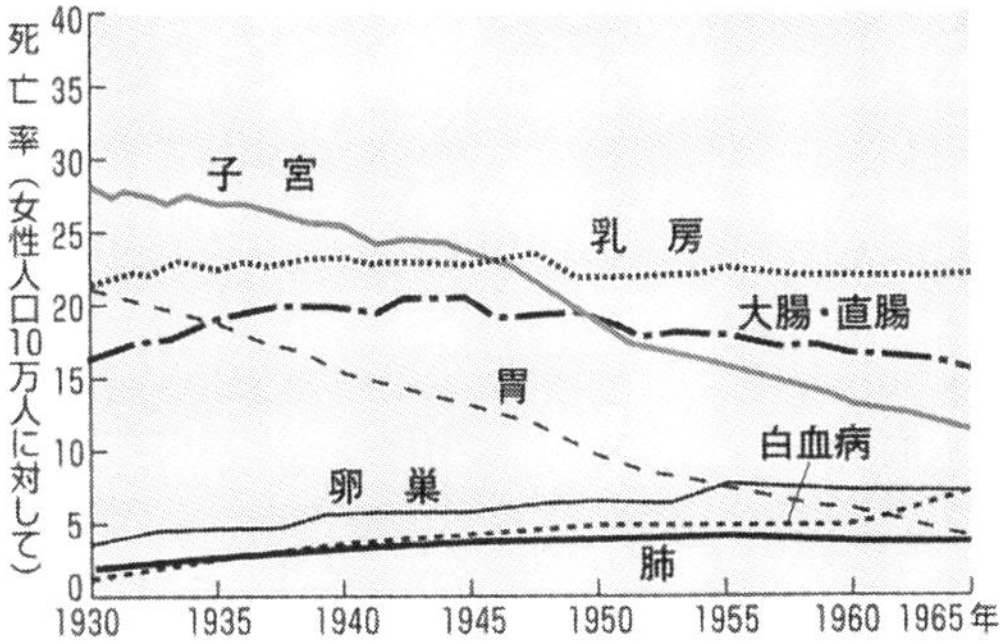

–*J.Am.Med.Assoc.*,203,34.1968

図４　米国における臓器別にみた癌による死亡率の比較（男性）

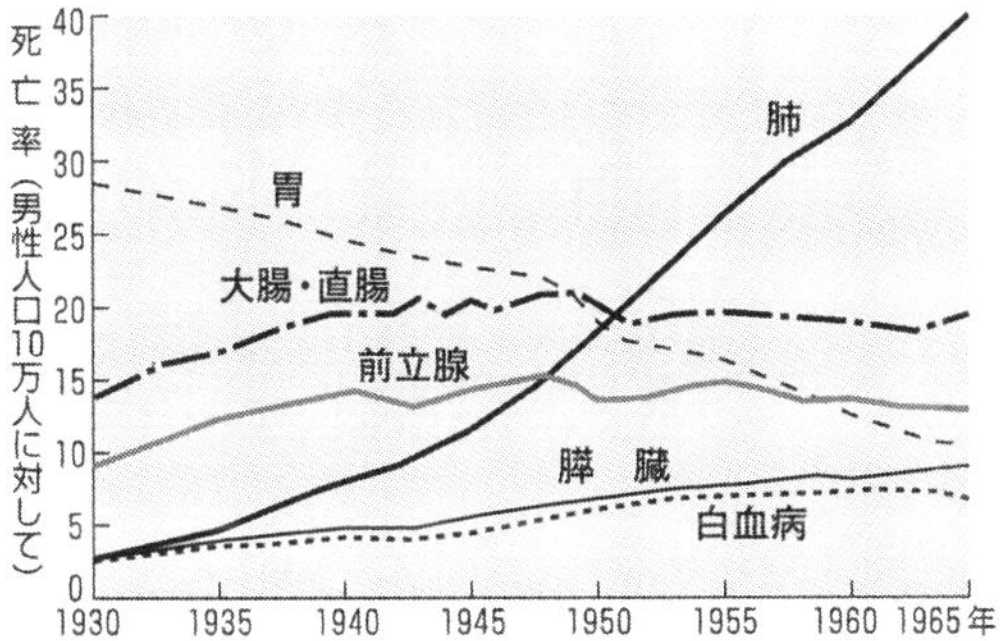

–*J.Am.Med.Assoc.*,203,34.1968

変遷を表わす図であるが、１９３０年の米国女性のガン死は、子宮（頚）ガンが1位で、胃ガンが2位で、その後年代と共に減少していき、乳ガン、大腸ガンが増加し、１９５０年代になると、胃ガンは、卵巣ガンや白血病にも追い抜かれている。

男性の場合も、１９５０年までは、胃ガン死がトップを占めるが、それ以後は、大腸ガン、前立腺ガンに追い抜かれると共に、肺ガン死が急激に増えてきている。米国では、喫煙の害がいち早く叫ばれ、タバコを吸う人の数は、この当時（１９５０年代）より徐々に減りはじめたのに拘らず、肺ガンは激増しているのである。この事はタバコは肺ガンの誘因にはなり得ても、原因ではないということを物語っているのである。

図（5）（6）は、一九五四年（昭和29）の各国の動物性タンパク質の摂取量と大腸ガンや乳ガンの死亡数を表わしたグラフである。

肺ガン・卵巣ガン・子宮体ガン・すい臓ガン・食道ガンも全く同じグラフができる。たて軸は、各国の国民1人当たりの1日の動物性タンパク質の摂取量で、

図5 大腸ガンの訂正死亡率　　図6 乳ガンの訂正死亡率

（人口10万人当たり）

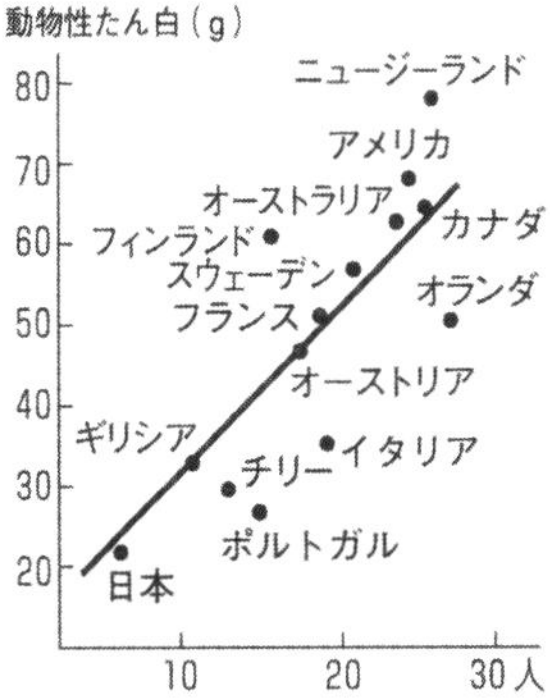

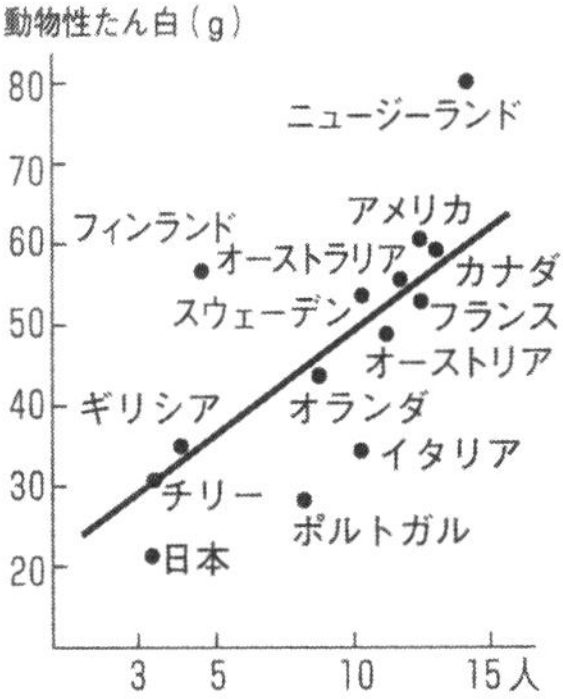

横軸が1年間の人口10万人当たりの大腸ガンや乳ガンの死亡数である。

ニュージーランドやアメリカ、カナダ、オーストラリア、フランスなど動物性タンパク質の摂取量の多い国ほど大腸ガンや乳ガンの死亡率が高くなることを表わしている。

昭和29年（1954）当時、日本は、動物性たん白質の摂取量が少なく、大腸ガンや乳ガンの死亡率も低いが、以後は、段々とその1日摂取量が増え、令和元年（2019）は約40・2グラムとなり、1年間の人口10万人当たり大腸ガン死は41人、乳ガン死も12人とかなりの数で増加してきた。

つまり、この図（5）（6）ほ、動物性タンパク質を食べるほど、大腸ガンや乳ガンにかかって死亡する率が高くなる、ということを如実に表わしているのである。

ちなみに、このことを裏付ける興味深いアメリカからの報告がある。

コロナが警鐘！　危ない食生活への米国の反省

昭和50年（1975）に、米国上院に栄養改善委員会が設けられ、米国の医学者と栄養学者に、全世界の栄養状態と疾病の発生状況を調べさせた。

米国人の食生活を、さほど悪いものとは思っていなかった委員会のメンバーの1人、マクガバン上院議員は、2年後の1977年に発表された5000ページにも及ぶ報告文を見て、

「我々は馬鹿だった。我々は造病食、殺人食を食べていた」

と涙ながらに、上院で演説した、という。

上院が出した米国人の Dietary Goal（栄養の目標）をここに掲げてみる。

米国の反省 ——
上院より出された「栄養の目標」(1977)

The Senate Select Committee on Nurtition and H
uman Needs has proposed "dietary goals" for the United States. These goals are;

1) increase carbohydrate intake to account for 55 to 60% of energy intake;
2) reduce fat consumption to 30% of energy intake;
3) modify the composition of dietary fat to provide equal proportions of saturated, monounsaturated and polyunsaturated fatty acids;
4) reduce cholesterol consumption to 300mg/day;
5) reduce sugar consumption by 40%;
6) reduce salt consumption to 3g/day.

The goals are to be achieved by increasing the consumption of : fruits, vegetables, whole grains, poultry, fish, skim milk, and vegetable oils; and by decreasing the consumption of: whole milk, meat, eggs, butter fat, and foods high in sugar, salt, and fat.

和訳すると、

こうした目標は

（1）1日のエネルギー摂取の55〜60％を炭水化物にすること

（2）1日のエネルギー摂取の30％まで、脂肪摂取を減らすこと

（3）飽和脂肪酸（肉・卵・バターなど動物性脂肪）と不飽和脂肪酸（魚、植物油など）の比を同等にすること

（4）コレステロールの摂取を1日300ミリグラムまでに減らすこと

（5）砂糖の摂取量を40％までに減らすこと

（6）塩の摂取量を1日3グラムまでに減らすこと

としている。

そして、具体的には、くだもの、野菜、末精白の穀物、トリ肉、魚、スキムミルク、植物油の摂取を増やし、牛乳、肉、卵、バター、砂糖、塩、脂肪の多い食

物の摂取を減らすことによって、この目標は達成されねばならない――としている。

それまで、数多くの米国人が種々の病気にかかり、死亡していったことがこのdietary goalが作られる要因になったのだが、含蓄が深いのが、（1）の1日の摂取エネルギーの55～60％を炭水化物にせよ、というくだりである。

人間の歯からみて62・5％（32本中の20本）は臼歯であり、もともと穀物（炭水化物）を60％前後摂るようにできているという事実と完全に符合するからである。

科学、とくに現代医学、栄養学はここ2～300年の歴史しかもたない科学であるが、「生命」には30億年以上の歴史がある。

自然が作った生命、歯の形が食性を表わすという自然は、厳然たる事実であり、ここ数百年の分析学としての栄養学や医学で云々できるほど浅薄ではない、ということを、雄弁に物語っていると言えよう。

今まで述べてきたことが、単なる一説ではなく事実であり、米国の人々も深く反省していることが窺い知れる報告ではないか。

こうした「食べ物と病気の関係」は単に「ガン」という病気にとどまらず、間違った食生活は、免疫力を落とし、新型コロナウイルス感染症をはじめあらゆる感染症の下地を作る、と言ってよい。

つまり、欧米型食物の摂りすぎのせいで、自然免疫力を弱くした我々を、コロナ・パンデミックが襲ってきているのではないだろうか。

コロナでわかる「血液の汚れ」が免疫低下の最大原因

コロナだけが特別のものでない。コロナに対する免疫力の脆弱さも、生活習慣病と同様に、食生活が大きくかかわっていると考えるべきである。

しかし、現代医学では、高血圧に塩分がよくないとか、糖尿病には糖分の摂りすぎが悪いとか、腎臓病には、塩分やタンパク質を制限せよ、動脈硬化には脂っこいものはさけよ、など、ごく表層的なところでしか、食物と病気の関係をとらえていない。ガン、膠原病、喘息、種々の炎症性疾患など、すべての病気が食生活と関係がある、などと言おうものなら、現代医学者からは、「短絡的で非科学的だ」と馬鹿にされる。

まして、コロナもと言ったら、なおさらである。

それぞれの病気には、「それぞれの原因があるのだから、その原因を究明しなければならない」と医学者は言うが、しかし、その一方で潰瘍性大腸炎、特発性血小板減少性紫斑病、シェーグレン病、ベーチェット病、クローン病、橋木病、大動脈炎、関節リウマチ、等々の病気を原因不明とし、原因不明の病気はすべて自己免疫疾患（自分の細胞を自分の体の中の白血球が敵と見なして免疫抗体を作り攻撃して破壊する）で片づけて、真の原因を究明しようとしない医学者のなんと多いことか。

つまり、自分の大腸の細胞を白血球が、異物（敵）と見なして、大腸の細胞を攻撃して潰瘍を造るのが、潰瘍性大腸炎であるとして、ステロイドホルモン剤などの免疫抑制剤を処方する。免疫抑制剤は、外界から侵入してくる病原菌に対する防衛反応（免疫反応）も抑制するものだから、免疫抑制剤を長期投与されている患者は、肺炎や敗血症などの重篤な感染症で生命を落とすことが多い。

およそ、一つの結果（病気）に対して、一つ（又は複数）の原因を特定するのが科学であって、「原因不明」に等しい「自己免疫疾患」と診断を下すこと自体、現代医学が「科学」ではない、ということを、自分から、認めているようなものである。

現代医学は、華やかに発達してきたし、発達している、とされる。

しかしそれは、Ｘ線（レントゲン）、ファイバースコープ、ＣＴスキャン、ＭＲＩをはじめ、種々の血液検査など診断学の発達であり、外科学の発達である。

交通事故でグチャグチャになった骨や血管を修復する手術や、心臓を養う冠動脈が狭細化・閉塞をおこし、いまにも心臓が止まりそうな時に血管を拡げて生命を救うバルーン形成術など、本来人間がもっている生理機能に戻すような手術がなされる時は、現代医学は、正に神業的な能力を発揮する。

しかし、ほとんどの慢性疾患に対しては、時には、まるで反対の治療をしているように見えることも度々あるのである。

なぜなら、発熱や発疹、下痢や嘔吐、高血圧やガンに至るまで、人体が表わす症状や病気は、すべて、体調をよくしよう、より長く生きよう、とする自然治癒力の発現なのに、ほとんどの現代医学的治療が、それを抑えようとする方法に躍起になっているからである。

コロナから体を守るにも「食が血となり、血が肉となる」が鉄則

日本の医療の憂うべき現状とともに日本人の生命をおびやかす病気の深刻な増加について述べてきたが、その原因は一つ、〝血液〟にある。

我々が食べた物は、胃腸で消化され、小腸の絨毛の中の毛細血管から血液に吸収される。

血液は、内分泌臓器で生成されたホルモンや肺から吸い込んだ空気、体内の各細胞から排泄された老廃物や、古くなって破壊された細胞やそうした細胞内に入っていた酵素、（GOT・GPT・LDH等）や、骨髄で作られた赤血球、白血球、血小板などの血球も含まれてはいるが、基本的には、口から食べた食物が胃腸で分解されて吸収されたタンパク質、脂肪、糖分、ビタミン、ミネラル、水分、酵素などが大部分である。

こうした血液の成分は、脳、心臓、肺、肝臓、腎臓など、体内のすべての臓器に栄養として届けられて、全臓器を養っている。

よって、体内の各臓器が健康であるか病気になるかは、血液の状態によって決まるのである。

もちろん、肺ガンの場合は喫煙や大気汚染、肝臓病の場合は飲酒過多、など、種々の病気はそれぞれの局所的要因も加わって発病するが、基本は、血液の状態が各臓器の健康を左右するのである。

血液の状態が悪い、つまり、漢方で言う、血液が汚れると、各臓器の局所的要因も加わって、病気が発生するのである。

漢方で言う、「万病一元、血の汚れ」という考え方がこれである。

〝万病一元、血の汚れ〟の本当の意味

「血液の汚れ」とは、血液内の老廃物や有毒物の増加であるが、本来、血液内に存在するもの（つまりコレステロール、中性脂肪、血糖、尿酸、各種のホルモン、赤血球、白血球、血小板……など）でも、多すぎると、それも血液の汚れ、ということになる。

まず、「血液の汚れ」をつくる〝4人の敵〟を知る

要因①食べすぎ

人類300万年の歴史のうち299万年9900年以上は、人類のほとんどは飢餓にあえいできた。よって、我々の体は、空腹に対処する方法は、いくつも持ち合わせている。

しかし、お腹もすかないのに、又、大した運動や労働もしないのに、時間がくると、食を強制されるという現代文明人の食生活習慣は、ほんの、ここ数十年で定着したものだ。

否応なしに、毎日、毎週、毎月、毎年入って来る栄養を処理しきれなくなって、血液にだぶつかせている状態が、高血糖（糖尿病）、高脂血症（動脈硬化や心筋梗

塞、脳梗塞の要因)、高尿酸血症(痛風)などから、ガンに至るまでの生活習慣病と考えてよい。

要因② 運動不足

人間は動物である以上、十分なる運動をするようにできており、運動不足になると、運動→体熱上昇によって燃焼されるべき糖分、コレステロール、中性脂肪をはじめとする栄養物や種々の中間代謝産物や老廃物が燃えないために、老廃物・余剰物として残り、血液を汚す、ということになる。

要因③ ストレス

心身のストレスが加わると副腎髄質よりアドレナリンが、副腎皮質よりコーチゾールが分泌され、血圧を上昇させたり、白血球の一種のリンパ球(免疫物質を産出する）を溶解して免疫力を低下させ種々の病気を発生させる。

またストレスは、血液中のフィブリノーゲンを増加させて、血栓形成を促進し、脳梗塞や心筋梗塞を起こしやすくする。

ストレスにより胃潰瘍やいろいろな精神的疾患が惹起されることは、よく知られているが、ストレスはその他にも種々の病気の引き金になり得るのである。

正に病気は「気の病」と言われる所以である。

英語のDisease（病気）も、ease（安楽）に「反対」の意を表わすdisがついた語であることを考えると、発病の精神的要因は実に大きいことがわかる。

要因④ 冷え

病気の原因として、食べすぎ、運動不足、ストレスの三つは、現代医学でも指摘されているが、もう一つ忘れてはならないのは、「冷え」である。

36・5度以上の体温で、体内のすべての生理現象（化学反応）が営まれているので、冷え＝体温低下は、体内諸臓器の物質代謝を低下させ、中間代謝産物や余剰物を産み出すことになる。

「冷え」の代表疾患が、英語でもcold（冷え）と言われる風邪であるが、風邪の時、発熱するのは、冷えによって減衰させられた体内の化学反応を急いで高めようとする反応に他ならない。

風邪の原因は、ウイルスとされるが、そのウイルスを吸い込んでも風邪にかからない人は、いくらでもいるのだから、風邪の原因はウイルスではなく、「冷え」と「血液の汚れ」である。

ウイルスは、単なる誘因にすぎない。

日本人の脇の下の体温は1957年（昭和32）には36・9℃もあった、という。それが今は35・8～36・2℃の人がほとんどで、60年間で約1℃も低体温化している。

これも新型コロナウイルスをはじめ、種々の病気の発生要因の一つと言ってよい。

体を冷やす食物 青・白系	体を温める食物 赤・黒系
牛乳	チーズ
うどん	そば
白米・白パン	玄米・黒パン
大豆	小豆・納豆
緑（葉）野菜	根菜 （ゴボウ・人参・山芋・ レンコン・玉ネギ）
白ゴマ	黒ゴマ
緑茶	紅茶・番茶・ハーブ
白砂糖	黒糖・ハチミツ
洋菓子	和菓子・チョコレート
南方産フルーツ （バナナ・パイン・ みかん）	北方産フルーツ （リンゴ・ブドウ・ サクランボ）
酢・マヨネーズ	塩・味噌・しょうゆ つくだに・つけもの ・メンタイコ
ビール	黒ビール
白ワイン	赤ワイン
	梅酒
	日本酒
	焼酎湯割り

低体温化した理由は、

（1）交通機関、洗濯機、掃除機などの電化製品の発達、普及により、人体最大の産熱器官の筋肉を動かす機会が減った。
（2）湯船につかる入浴をせずにシャワーですませる人が増えた。
（3）高血圧の敵とばかりに体を温める塩分摂取を極端に制限した。
（4）血液をサラサラにするとして、体を冷やす水分を半強制的に飲ませる。
（5）体を冷やす食物を多く摂り、体を温める食物の摂取が少なくなった。

以上のように〝血液を汚す敵〟にわれわれは囲まれているが、では、その敵に攻められると、体はどんな反応を起こすのか。

四大要因によってひきおこされる症状、そして命にかかわる病気へいたる危ないプロセスについて次に説明しよう。

3章

すべての病気は「血液の汚れ」から始まる

「万病一元、血液の汚れ」から生ず

繰り返しになるが、血液は、食物から吸収した水分、種々の栄養素（タンパク、脂肪、糖、ビタミン類、ミネラル類…）、肺から吸収した酸素、内分泌臓器で作られる種々のホルモン、肝臓やすい臓…等々の臓器の細胞から逸脱する酵素類（AST、ALT、アミラーゼ…）等々を人体を構成する60兆個の細胞に届ける。

そうした細胞が種々の働きを遂行した結果できる尿酸、尿素ちっ素、クレアチニン、乳酸、二酸化炭素…などを回収し、腎臓から尿として、又、肺から呼気として排泄させる働きを荷っている。

又、骨髄やリンパ節、肝臓や腸で造られる赤血球や白血球、血小板などの有形成分も、それぞれ酸素運搬、免疫作用、止血…などの役割を果たしている。

血液をガラスびんや試験管に入れると、有形成分は下方に沈着していき、上方

血液成分の組織

- 液体成分（血漿）約55%
  - 水 ▶ 約91% ▶ 血液循環・体温調節
  - 有機物
    - タンパク質 …… 7% ▶ 栄養・免疫・凝固
    - 脂質（コレステロール・中性脂肪など）1% ▶ 栄養
    - 糖質 …… 0.1% ▶ 栄養
    - 作用物質（ビタミン・ホルモン・酵素）▶ 玄妙な生理作用・代謝調節
    - 老廃物（尿素窒素・クレアチニン・尿酸など）
  - 無機物（ミネラル）（ナトリウム・カルシウム・ヨード・カリウム・塩素・マグネシウムなど）▶ PH調節・CO_2運搬・浸透圧調節
- 有形成分 約45%
  - 赤血球 …… 酵素運搬
  - 白血球 …… 殺菌・老廃物の貧食処理・免疫
  - 血小板 …… 止血・凝固

には血漿（液体成分）が残る。

血液の成分など全くわかっていなかった2000年も前の漢方医学で「万病一元、血液の汚れから生ず」と喝破しているのは、驚きでしかない。

血液の成分をほぼ把握している西洋医学的に言うと、「血液の汚れ」とは「血液中のタンパク、脂肪、コレステロール、糖分などの栄養物質や尿酸、クレアチニン、尿素ちっ素…など老廃物の過剰状態」と言ってよい。

血液が汚れると、全身60兆個の細胞の働きを傷害するので、体は以下のような種々の浄血反応を起こす。

①「発疹《ほっしん》」：体内の不要物の排泄現象

湿疹、ジンマ疹、アトピー性皮ふ炎、化膿疹…などの皮ふ病はすべて「体内の老廃物と余分な水分の排泄現象である」と漢方自然医学的には解釈される。

皮ふ病の人は、ほとんどが、大食の傾向がある。

西洋医学的には、皮ふ病は、「皮ふの病気」ととらえているので、ステロイド剤や抗ヒスタミン剤を塗布又は服用して、「排泄反応」を抑えようとする。よって、皮ふ病は、中々治らないし、治ったように見えても再発・再燃することが多いのである。

もち論、皮ふの痒みや外観の悪さから、不眠やイライラ、精神的苦痛…などがある時は、上記の消炎剤や抗ヒスタミン剤での治療も必要であるが。

相当ひどいアトピー性皮ふ炎の人でも週に3～4回、サウナ通いをしているうちに改善・治癒した、という人が少なくないのも、サウナが老廃物と水分の排泄を促進してくれるからだ。（但し、サウナ浴で悪化する人は禁忌）

②「炎症」：細菌、ウイルスは肉食の肥満人間を狙う

肺炎、膀胱炎、胆のう炎、肝炎…等々「炎」の付く病気は、細菌やウイルスによる感染の結果、発症する。

細菌やウイルス…等々の〝病原体〟はドブ川、糞だめ、ゴミため、死骸…などに生棲し、増殖する。もともと、地球上の不要のもの、老廃物、死物を分解して、土に戻す役割で、この世に存在しているからだ。

こうした〝病原体〟は、コバルト・ブルーの海の中や綺麗な小川のせせらぎには、ほとんど生棲していない。

SARSや新型コロナウイルスが、この10～20年で急速に富裕化して、栄養過剰に陥った中国で発生し、現在は、欧米など肉食の国で猖獗を極めているのは、肉食民族は、もともと血液中のコレステロール、脂肪、タンパク質などの栄養物や尿酸、乳酸などの老廃物が多いからである。

世界の感染者数・死者数(感染者が多い国上位10カ国)

	国　名	感染者数	死者数
1	アメリカ	33,143,246人	590,529人
2	インド	26,452,447人	303,720人
3	ブラジル	16,120,756人	449,858人
4	フランス	5,550,143人	107,851人
5	トルコ	5,194,010人	46,446人
6	ロシア	4,952,412人	116,812人
7	イギリス	4,464,900人	127,724人
8	イタリア	4,194,672人	125,334人
9	ドイツ	3,659,990人	87,461人
10	スペイン	3,647,520人	79,711人
	世界累計	197,117,164人	3,469,640人

※ 2021年5月24日時点
(米ジョンズ・ホプキンズ大学発表)

感染者が多い国上位５カ国と日本

	国　名	感染者数	死者数
1	アメリカ	33,143,246人	590,529人
2	インド	26,452,447人	303,720人
3	ブラジル	16,120,756人	449,858人
4	フランス	5,550,143人	107,851人
5	トルコ	5,194,010人	46,446人
33	日本	722,226人	12,407人
	世界累計	197,117,164人	3,469,640人

※ 2021 年 5 月 24 日時点（米ジョンズ・ホプキンズ大学発表）

とくに、アメリカやブラジルで罹患数や死者数が多いのは（肉食）が多い上に（ジャンクフード）の摂取が多いために、血液の汚れに拍車がかかっているからであろう。

その点、肉食の比率が少なく、米、芋、豆類、海藻、などの植物性食物や魚介類を多くとる日本をはじめ、アジア諸国の人々の罹患数、死者数が少ないのは、肉食民族に比べて血液が汚れていないからであろう。

菌やウイルスは、汚れた血液を浄化するために体内に侵入してくるのであるから。

日本人の新型コロナ感染症の死者数の累計は、現在増えているとはいうものの、２０２１年５月24日時点１万２４０７人であり、アメリカ（59万人）やブラジル（44万人）に比べて、格段に少ない。

この点について、すでに2020年6月の時点で、米国の外交誌、Foreign Policy誌（電子版）は、「ウイルス検査を受けた人は、人口の0・185％と少なく、social distance の取り方も中途半端」で、「日本の新型コロナウイルス感染対策は、ことごとく見当違いに見えるが、結果的に死者数は奇跡的に少なく、対応が奇妙にうまく行っているようだ」とし、「結果は敬服すべきものだ」としながらも「単に幸運だったのか政策が良かったのかは分からない」と結んでいる。そして、日本の死者数が少ない理由として次の点を挙げている。

（1）他人を思いやる気持ちが強い文化
（2）握手をしない文化
（3）衛生意識の高さ…等々。

その他、ツベルクリン反応で陰性の人に接種するBCG（結核予防ワクチン）の接種義務のある日本、韓国、インドなどが、その義務のない欧米諸国（ポルトガルは例外）と比べて、コロナウイルス感染による死亡率が低いことを指摘する学者もいる。

しかし、こうしたマクロ的な「生活習慣」より、細胞・遺伝子レベルで原因を究明しようとするのが too scientific な現今の西洋医学の傾向である。

京大、阪大、慶応大など全国の有名国立・私立大の医学部でコロナウイルス感染症の重症化にＨＬＡ（ヒト白血球抗原）やサイトカイン（白血球から分泌される情報伝達物質）をはじめ遺伝子が関わっているのではないか、という研究が始められている。

一方、英国での複数の研究は「コロナウイルス感染症の重症化のリスクは、肥満が影響している」との見解を示唆している。

調査機関の「ＩＣＮＡＲＣ」も、「ＩＣＵ＝集中治療室に入ったコロナウイルス感染症の患者の70％以上が肥満」と指摘している。「肥満」こそ、血液中の糖、脂肪、タンパクなどの栄養物質、尿酸、クレアチニン、尿素ちっ素などの老廃物の増加を惹起し、「血液の汚れ」を招来する最大の要因なのである。

肥満度は「ＢＭＩ」＝Body Mass Index で表わされる。

その計算式は、体重（kg）÷身長（m）÷身長（m）である。身長１７０cm、70kgの人の「ＢＭＩ」は、

ＢＭＩ＝70÷１・７÷１・７＝24・22である。


一時はコロナウイルス肺炎が重篤化し、医師団が「死亡」の発表の準備をしていたというイギリスのジョンソン首相（58歳）の体重は「１１０kg」を超えており、「ＢＭＩ＝35」であったという。

因みに、「ＢＭＩ＝30以上」（肥満）の人の割合は、米国＝37％　英国＝30％　イタリア＝23％で、日本はわずか「４・４％」にすぎない。

２０２０年5月13日、大相撲の三段目の力士、勝武士さんが「コロナウイルス

肺炎による多臓器不全」で亡くなった。28歳の若さであった。国内での20歳代の死亡は初であった由。

勝武士さんは地方巡業や力士の引退花相撲などで演じられる「初っきり」（相撲の禁じ手などを実技を交えてコメディー風に面白おかしく紹介する）の名人で、5年以上も受け持っていた由。誰からも愛される明朗な性格で、28歳での若死は、いかにも惜しまれる。勝武士さんは力士としては超小柄な166㎝で108㎏。でもBMI＝108÷1・66÷1・66＝39・2となり、力士なので当然であるが「超肥満」である。

こう見てくると「コロナウイルス感染症」で、死亡のリスクを上げる大きな要因は、肉、卵、牛乳、バター、マヨネーズに代表される高タンパク、高脂肪、高カロリーの欧米食の食べ過ぎによる肥満と言えるのではないだろうか。

コロナウイルス肺炎（感染症）による日本人の死亡率が欧米諸国に比べ極端に少ないのは、我々日本人が毎日食べている「和食」にある、と私はにらんでいる。和食の中でも、発酵食品は特に大切だ。

腸の中には、血液中のリンパ球を含め、体全体のリンパ球の70％が存在している。この腸内のリンパ球を活性化してくれるのが乳酸菌やビフィズス菌などの善玉菌である。

腸内の善玉菌を増やすには、納豆、漬物、キムチ、梅干し、味噌…などの発酵食品を努めて多く摂取すること、そして善玉菌の棲家と餌になる食物繊維を豊富に含む海藻、豆類（大豆、小豆…）、ゴマ類、ゴボウ、竹の子…を多食することが肝要である。

③動脈硬化、高血圧、血栓症—ドロドロ血液の置き土産

血液を汚すコレステロール、中性脂肪、糖、尿酸…などの栄養過剰物、老廃物は、血液をドロドロにする。よって、少しでも血がサラサラになるよう、こうした物質は血管の内側に沈着していく。これが「動脈硬化」である。

動脈硬化により、血管の内腔が細くなると、心臓はより大きな力を入れて、全身に血液を送ろうとする。これが「高血圧」だ。

高血圧が続くと、その物理的圧力で、動脈は更に硬くなり、動脈硬化が悪化する。

細くなった血管では当然、コレステロール、脂肪、尿酸、ＡＧＳ（最終糖化産物）、血小板、赤血球…などによりできる血栓が生じやすくなる。心筋に栄養を送る冠動脈で血栓が生じると、脳梗塞や心筋梗塞が発症する。

④ 出血も「瀉血《しゃけつ》」という立派な治療法

「万病一元、血液の汚れから生ず」の漢方医学での「血液の汚れ」（汚血＝瘀血）を浄血する手っ取り早い体の手段が出血である。

脳出血、鼻血、胃十二指腸潰瘍や潰瘍性大腸炎による出血、痔による出血や子宮・卵巣など婦人臓器の病気による不正出血…などである。

「出血こそ浄血作用」という理念の元に、洋の東西を問わず、昔から種々の病気に用いられてきた治療法が「瀉血」である。

女性の毎月の生理も、自然の瀉血（浄血反応）と考えてよく、13歳頃から約40年にわたる毎月の生理的瀉血で、血液がキレイになるからこそ、女性は男性より、長生きする、という説もある。


新型コロナウイルス感染症では、脳出血や脳梗塞、心筋梗塞…などの血管系の病気を併発してくることが少なくない。その理由として、西洋医学は「感染により血管内皮細胞が傷害される」とか「白血球で産生されるサイトカインによるサイトカインストーム」などをあげている。

しかし、新型コロナウイルス感染症が引き金になり、「元々、汚れていた血液の浄化作用が起こっている」と考える方が正しいかもしれない。

⑤ ガン腫

血液の汚れを改善すべく、発疹、発熱、食欲不振、動脈硬化、高血圧、血栓、出血など体の自然治癒力があらゆる手段を駆使しているのに、医学の治療はそうした反応を常に抑え込むことに腐心する。よって、体の自然治癒力は、最終決断を下すことになる。血液の汚れを一箇所に集めて固めるのである。

つまり、汚れた血液が全身の臓器や細胞に運ばれて、そこで種々の病気が起こるのを防ごうとするのである。これこそ、ガン腫と考えてよい。

私が、医学生の頃より半世紀にわたり、尊敬、崇拝していた血液生理学者の森下敬一博士は、１９２８（昭和３）年3月3日のお生まれで、玄米自然食により、超健康状態を保たれていたが、２０１９（令和元）年12月31日、91歳10ケ月で、入浴中に惜しくも亡くなられた。

１９５０年代より、「赤血球は腸でできる」という腸造血説を唱えられ、「ガンは血液の汚れの浄化装置である」とも喝破されていた。

「血液が汚れると、体は最終的には血液の汚れの浄化装置として、ガン腫を造り、延命を図ろうとする」というご高説である。正に、「逆転の医学」である。

私が医学生の頃、教科書に「ガン（腫）からはcancer toxin（ガン毒素）が排出されている」という記載が妙に気になっていたが、森下学説と完全に符合する。

こう考えてくると、西洋医学が病気としているあらゆる現象は、血液を浄化して、病気を治そう、健康になろう…としている反応であることがわかる。

よって、コロナウイルス感染症も血液の汚れを浄化するために、ウイルスが体内の侵入してきている病態ととらえることができる。

それ故、食べすぎ、肉食の過剰、運動不足…等々により肥満して血液が汚れている人の新型コロナウイルスの罹患数、死亡数が多いのである。

4章

「断食」と「空腹」効能の深いいい関係

血液浄化の最良の治療法＝「空腹」

人参2本・リンゴ一個を刻んでジューサー（ミキサーではない）にかけて作る生ジュースを朝、昼、夕とコップ3杯ずつ飲んでいただき、数日～1週間「断食」することで、健康増進を図る保養所を伊豆高原に設立して、早や36年になる。

この間、総理経験者4人、元厚生大臣はじめ大臣経験者20数名、大学教授や学者、弁護士・裁判官など法曹界の方々、大会社の社長、著名スポーツ選手や俳優、多数の医師、一般のサラリーマンの方々、主婦から学生さんまで、数万人の方々が、この「人参ジュース断食」を経験され、多くの方々がリピーターになられ、体調改善・維持に努められている。

と言っても、設立当初は、断食というと「怪しげな宗教儀式…」と思う人も多く、白眼視されたものだ。

しかし、最近は「断食」≒「空腹」（とくに16時間以上）が、種々の健康効果をもたらすことが科学的に証明され、あちこちに「断食道場」が設立され、一種のブームになりつつある。

本章で詳しく「空腹」のメカニズムを理解していただきたいと思う。

「断食」≒「空腹」の効能

① Autophagy《オートファジー》 自食作用　ノーベル賞のメカニズム

人体を構成する60兆個の細胞は、老化したり健常性を損なうとその中に老廃物、有害な古いタンパク質、ウイルスなどが溜まっていき、種々の病気の原因となる。「断食」や「空腹」（とくに16時間以上）状態になると、こうした老廃物やウイルスを細胞自身が自己消化してしまい、老化や病気の要因を取り払ってくれるというのが、２０１６年、大隈良典博士に授与されたノーベル医学・生理学賞である。

ウイルスは「新型コロナウイルス」も例外ではなかろう。

② Sirtuin《サーチュイン》 長寿遺伝子の活発化

「空腹」「断食」により「細胞の核内に存在するSirtuin《サーチュイン》長寿遺伝子が活発化し、又、活性酸素が除去され、長寿と病気の予防、改善が図られる」と2000年に発表したのが、米国マサチューセッツ工科大学のレオナルド・ギャラン教授である。

③ Detox《デトックス》 解毒効果は朝わかる!?

「吸収は排泄を阻害する」という生理学上の鉄則がある。「逆も真なり」で、「食べない（断食／空腹）は排泄を促進する」のである。

1日から数日の断食をすると、口臭が強くなり、舌には黄〜茶の舌苔が生じてくる。鼻汁や痰がやたらと出る人もいる。尿の色は濃くなり、黒っぽい便（宿便）

が出ることもある。発疹やジンマ疹が出る人もいる。つまり、体内、血液内の老廃物（血液の汚れ）＝毒（toxin）が体外に排出してくるのである。文字通りDetox（De＝外へ　tox＝toxin＝毒）が行われ、血液が浄化されるのである。

誰しも朝、起床時は、口臭がある、鼻づまりがある、尿の色が濃い…などに気付かれていると思うが、夜、寝ているときは断食（fast《ファスト》）しているので、排泄現象が旺盛になっているからだ。

よって、朝食を英語でbreakfast《ブレックファスト》（fast＝断食、break《ブレイク》＝やめる）というのである。

新型コロナウイルス感染症の本当の原因である血液の汚れも、断食≒空腹による「Detox《デトックス》」により、除去されるのである。

④ 白血球の目覚め――食べれば体力つくの迷信

白血球は血液中を流れている20μ（20／1000㎜）くらいの大きさの単細胞生物である。体外から入ってくる菌、ウイルス、アレルゲン等々の有害物（抗原という）や体内でできるガン細胞や老廃物を貪食して、体を病気から守っている免疫細胞である。

食物を存分に摂って満腹の時は、血液中にタンパク質、脂肪、糖、ビタミン、ミネラルなどの栄養素も一杯になり、それを食べる白血球も〝満腹〟状態だ。その時、体外から菌やウイルスが侵入しても満腹のため、十分に貪食しようとしない。つまり、我々が満腹の時は、免疫力は低下するのだ。

逆に、我々が空腹の時は、血液中のタンパク質、脂肪、糖、ビタミン、ミネラルも不足がちで白血球も空腹、である。よって体外から侵入してくる菌やウイルス、体内でできる老廃物やガン細胞を文字通《どお》り貪《むさぼ》り食う。よって、空腹の時は、免疫力が上がるわけだ。

だからこそ、神様は、我々人間や動物が病気や怪我をすると食欲を奪い、白血球を〝空腹〟にさせ、その貪食力を高めて免疫力を強くし、病気を治すような仕組みを体内に作って下さっているわけだ。

ああ、それなのに…一般の人はまだしも、医師達までも、病気や怪我などで食欲のない患者に「体力をつける為に食べたくなくても無理して食べるように…」と指導する。

天に唾する行為である。

〝コロナ感染症〟の予防、対処法に対して、中々、よい意見を述べていた某医大の教授がいらっしゃったが、「予防や治療に対してはしっかり食べて体力をつける必要がある」とおっしゃったのを聞いて、どんな偉い医学者も、根本的なことは解っていないのだ、と改めて認識したものだ。

⑤ 胃からホルモン（グレリン）が出る

空腹時には胃からグレリン（ホルモン）が分泌され

（イ）胃腸（肝臓、すい臓も含めて）の病気の治癒を助ける
（ロ）心臓の働きをよくする
（ハ）うつ、自律神経失調を改善する
（ニ）脳の海馬の血行をよくして、記憶力の向上、ボケの予防をする

などの作用を発揮する。

⑥ Autolysis《オートリシス》自己融解というサバイバル力

断食≒空腹時には、体内の病気の細胞（炎症、ガン、水腫、動脈硬化…）を、生命に必須の正常細胞（白血球、胃腸、肝臓、脳…）が食べて、生きようとする。これは、１８００年代の終わりに、ロシアの病理学者パシュケンが唱えた学説である。

⑦ Apotosis《アポトーシス》がん細胞の自殺

ガン細胞は、宿主（人体）が高熱を出したり、空腹（断食）状態になると、自殺する。これを医学用語でApotosisという。

⑧ 副交感神経の活発化 「免疫強化の神経」が目覚める

自律神経のうち、「戦いの、活動の、昼の」神経といわれる「交感神経」が優位に働くと血圧上昇、脈拍増加、興奮、免疫力低下…が起こる。

逆に「リラックスの、夜の」神経といわれる「副交感神経」が働くと、血圧が低下、脈拍は減少、気もちも落ちつき、免疫力は増強する。

断食≒空腹は、副交感神経の働きを高める。

「断食（fast）」というと、「恐い」というイメージをもつ人が今でもいらっしゃるが、飛行機に搭乗した折、示されるfasten seat belt.（シートベルトをしっかり締めて下さい）の「fast」と同じ語源だ。

断食すると、「体がしっかりなる、強くなる」ことが、昔から経験的に知られていた証左であろう。

5章

自然免疫力アップのために

家庭でできる簡単断食

1日3食は多すぎる

炊事、洗濯、掃除、日曜大工…などの筋肉労働を余儀なくされ、交通機関も発達していなかったために、長距離を毎日歩く必要があった数十年前までは、1日3食を食べることは必要であったろう。

しかし、電気掃除機、洗濯機が全家庭に普及し、電車、バス、地下鉄、マイカーを使った歩かない生活をしている現代文明人には1日3食は多すぎる。

40歳以上の日本人の半数以上が「高脂血症」「高血糖（糖尿病）」「高体重（肥満）」の「高」のつく「メタボ」で悩んでいる。原因は食べすぎ以外の何物でもない。

昔から「腹8分に病なし、腹12分に医者足らず」という金言がある。

腹4分＝1食分抜くと、忽ち健康になれるのである。その1食抜き健康法を以下でご説明する。

朝だけ断食

この40余年の間に、約340冊の著書を上梓したが、その中のほとんどに、「朝だけ断食」について記している。それを実行した人からは「半年で10kg減量ができた」「血糖が下がった」「血圧が下がった」「風邪を引きにくくなった」「生理痛・生理不順が解消した」…などという嬉しい報告を沢山いただいている。

「朝だけ断食」のやり方とは

朝食：人参リンゴジュース　を1〜2杯飲む
又は
生姜紅茶を1〜2杯飲む

又は
人参リンゴジュースと生姜紅茶を1～2杯ずつ飲む
昼食：そば（とくにとろろそば）又はうどん、又はパスタ、ピザなど好きなものを軽く食べる
夕食：アルコールも含め、好きな物を何でも食べて可。

年齢と共に、和食の方がベター…ではあるが。

この食べ方を実践すると、夕食（午後6時頃）後から、翌日の昼食までは固形物をとらないので、「18時間の断食」をすることができ、P125に記した断食（空腹）の効用に浴することができる。

この間、もし、空腹を感じたら、紅茶にハチミツ又は黒糖を入れて、飲用する

か、チョコレートを口にするとよい。空腹とは、お腹（胃腸）が空になった状態で起こるのではなく、血糖が下がった時に脳の空腹中枢が察知する感覚なのだから。

空腹の時、パン、ごはん、うどん…など炭水化物を食べると、それが胃腸で消化・吸収されて血糖になるまで20〜30分かかる。

その間は空腹のままであるから、つい食べすぎる。徐々に血糖が上昇して満腹を感じた時は食べすぎているから、高血糖、高脂血症、肥満が生じ、それから惹起される糖尿病、脂肪肝、高血圧、脳梗塞、心筋梗塞、ガン…等々、ありとあらゆる生活習慣病で苦しむことになる。

よって、空腹の時は、黒糖、ハチミツ、チョコレートを口にすると数分後には血糖が上がり空腹を感じなくて済むので食べすぎ病＝生活習慣病が防げるわけだ。

人参・リンゴジュースを活用しよう

人参リンゴジュースについては、私が1979年に勉強に赴いたスイスのチューリッヒにあったビルヒャー、ベンナー病院で学んできたものだ。

ヨーロッパはおろか、全世界からやってくる難病、奇病を食事療法だけで治療する病院で、黒パン、ジャガ芋、生野菜、果物、ハチミツ、岩塩、ヨーグルトで食事を作り、朝食には必ず人参2本・リンゴ1個で作った生ジュースを提供していた。

「なぜ、人参・リンゴジュースが病気を治す偉大な力をもっているのか」を、当時の院長・リーヒティ博士に尋ねたところ、次のような答が返ってきた。

「我々文明人は、黒パンを白パンに、玄米を白米に、黒糖を白砂糖に…というように、精白した食物を食べている。捨て去られた胚芽の中には、健康・生命を維持するのに、最も重要なビタミン約30種類、ミネラル約100種類が含まれている。この約130種は微量栄養素と言われ、一種類不足しても、種々の病気を惹起する。

人参リンゴジュースには、約130種の微量栄養素が十二分に含まれており、現代文明食の欠陥を完璧に補うものである…」と。

ビタミン、ミネラルが一種類不足しても、次のような病気が起こる。

〈ビタミン〉

ビタミンA：肺ガン、膀胱ガン、視力低下、肌荒れ
B_1：脚気（神経障害）、疲労
B_2：口内炎、肝障害
C：出血、感染、免疫力低下
D：骨歯の脆弱化

Ｅ：不妊、老化、動脈硬化

……

〈ミネラル〉

鉄：貧血

亜鉛：性力低下、皮ふ病

カルシウム：骨折・骨歯の脆弱化

ナトリウム：食欲不振、血圧低下

ヨード：甲状腺機能低下

マンガン：糖尿病

……

精白食品、肉食に代表される現代文明食は、こうしたビタミン、ミネラルが全体的に不足しており、種々の病気を誘発しているのである。

生姜《しょうが》紅茶を活用しよう

漢方医学・漢方薬について独学していた頃、200種類近くある医療用漢方薬の70%くらいに「生姜」が生薬として使われていることに気付き、生姜についての研究をするきっかけになった。

「生姜は百邪（万病）を防御する」と漢方医学の原典に書いてあり、英語の「ginger」（生姜）には

（名詞）生姜、意気軒昂、元気、ぴりっとしたところ

（動詞）生姜で味つけする、活気づける、鼓舞する

とある。生姜は、洋の東西を問わず、「薬」として用いられてきたことが理解で

きた。

文献を読み漁っていたところ、デンマークやアメリカでは生姜に関する研究が数多くなされており、それを要約すると次のようになる。

生姜は約400種類の成分でできているが、〝gingeron〟、〝gingerol〟、〝shougaol〟という辛味成分こそが、生姜の薬効の主役である。

その薬効を、羅列すると

①抗菌、抗ウイルス作用
②解毒作用
③血管を拡張して血流をよくして体を温める
④白血球の働きを高める（免疫力を上げる）
⑤強心作用、利尿作用
⑥消化・吸収力を高める

⑦鎮痛・消炎作用
⑧解熱作用
⑨鎮咳、鎮吐作用
⑩Apotosis（ガン細胞の自殺）の促進

等々、多岐にわたる。

〈人参・リンゴジュースの作り方〉

人参2本（約400g）、リンゴ1個（約300g）を刻んでジューサー（ミキサーではない）にかけると、約480cc（コップ2杯半）のジュースができる。

〈生姜紅茶の作り方〉

熱い紅茶にすりおろし生姜（又は市販の粉末生姜）と黒糖（又はハチミツ）を、ご自分が「旨い！」と感じる量入れて作る。

朝食代わりの一杯の他に、1日3〜4杯愛飲されると、生姜や紅茶の効能（体温め、尿量増加＝むくみに効く、赤い成分の「テアフラビン」の抗菌・抗インフルエンザウイルス効果他、P68に記したように県立奈良医大の矢野寿一教授の、試験管内の新型コロナウイルスの増殖を、紅茶のカテキンが強力に抑制する）を享受することができる。

おわりに

人間の歴史は細菌・ウイルスとの闘い、ならば・・・

To err is human, to forgive divine.（過ちは人の常、許すは神の業）

２０２０年２月に始まったコロナ禍のために、飲食業、宿泊業、観光・運輸業界、及びそれに関連する企業など甚大な数の企業が大打撃を受け、日本経済は重傷を負っている。

並行して、失業者は増加し、自殺者も増えている。

しかし、冷静に見ると、新型コロナ感染症は致死率２％未満の病気であり、重症化、死に至る人は、高齢者、慢性の腎臓・心臓・肝臓病、糖尿病など持病のある人達である。

よって、こうした人達には、細心の観察を行い、少しでも異状が出たら集中的、徹底的な治療を施し、その生命を救う必要がある。

しかし、感染しても無〜軽症で済む80％の人には、ふつうの生活や、活動をさせないと、もはや日本経済はもちこたえられまい。無〜軽症で済む人が感染すると抗体（免疫）を獲得し、2度と感染しないし、日本人の20％が抗体を保有すると、コロナ禍は終息する可能性が大なのだから。


今、新型コロナウイルスの変異株が出現しているとして、一騒動が起きている。しかし、どんなウイルスも生存条件が悪くなると変異して生き永らえようとする。何も新型コロナウイルスに限った話ではないのである。ひょっとしたらワクチンができたことを、察知したのかもしれない。

「新型コロナウイルス」は、それによって多数の人が死亡すると、その毒性を弱めるのだそうだ。寄生する人がいなくなったら、自分自身が生きていけないからなのだそうだ。

これまで古代ギリシャ、ローマ、エジプト…等々の文明を滅亡に追いやったペスト、チフス、マシン、マラリア…等々の感染症も、4分の1の人々が死亡すると、自然と終息していった。

つまり、本書の中で記してきたように、食べすぎ、運動不足…などから来る「血液の汚れ」がひどい人の生命を細菌やウイルスによって奪わせ、健常な人が残ると、そこで、感染を終息させる、という神の意志が働いているのかもしれない。よって、「三密をさける」「消毒をする」ことは、むしろ姑息的な手段で、本当の新型コロナ感染症対策は、「血液を浄化すること」にあるといっても過言ではない。

血液を浄化するには、本著に述べた「1日2食以下の空腹生活」、「運動、入浴、サウナや生姜紅茶で体を温めること」で血液を浄化し、健康のレベルを上げることが、最も肝要な「新型コロナ対策」であると思われる。

「新型コロナ感染症」がワクチンの効果で終息しても、近い将来、また他の感染症が起こる可能性は十分にある。どんな感染症が流行しても、血液をキレイに保っていればまったく心配ないのである。

巻末付録 —— 新型コロナ感染症の予防法

◆自宅療養中の悪化、死亡を防ぐために

病床が確保できないため、自宅やホテルでの療養を指示されている新型コロナ患者の方々の中で、突然、悪化して亡くなられる症例が、少しずつ増え、〝社会問題化〟している。

自宅療養中の方は、「体温」「脈拍数」「血中酸素飽和濃度＝SpO2」を1時間ごとにチェックされる必要がある。

体温＝37・5℃以上の発熱
SpO2＝96％未満

になったらすぐ医療機関に連絡しないといけない。

脈は、1分間に60～80回が正常値で、体温が1℃上昇すると約10増加する。よって、平常時の脈を測っておき、一応「80」を超えるようなら要注意である。なお、脈拍とSpO2はパルスオキシメーターを指ではさんで測ることができる。

❶コロナ感染症の予防法で一般に指摘されていることと、体温めによる私独自の対処法

コロナウイルスは咳などを通じて飛沫感染しやすい。

ウイルスは咳により、鼻や口、呼吸器に侵入していくし、飛沫したウイルスが電車のつり革、パソコンやエレベーター、便座のボタン、ドアノブ、受話器、手

すり……にくっつき、そうしたウイルスに手を触れ、口や鼻から体内へと入っていく（接触感染）。

よって、「新型肺炎」の予防も一般の風邪やインフルエンザの予防法と同じでよい。

（1）人混みへ出ていくのはなるべく避ける。

（2）マスクを常時着用して1日4～5回は取り換える。

マスクの効用は、

①飛沫（によるウイルス）の口、鼻への侵入を防ぐ。

②感染した手で口や鼻に触れるのを防ぐ。

③口腔、鼻腔内の湿度を保ちウイルスが生存しにくい環境をつくる。

④口腔内の体温が上昇することで、免疫細胞（白血球）の殺ウイルス作用が高まる。

（3）手洗いを励行する。特に指先、指と指の間、爪の中は念入りに。

（4）うがいを励行する。
（5）室内はウイルスが生存活動しやすい乾燥は避け、加湿器で湿度60％くらいになるように保つ。

等々が一般に言われている対策である。

しかし、「新型肺炎に感染した人の中でも、重篤化して亡くなる人、逆に回復して退院した人もいらっしゃる。

この差は、ウイルスに対する抵抗力、ありていに言えば「免疫力」の強弱である。

「免疫力」（白血球の力）は、体温が1℃低下すると約30％低下し、逆に1℃上昇すると、一時的（数時間）ではあるが数倍になる、という研究もある。

よって、日常の生活で、

①体を冷やさぬこと。

②衣服の重ね着、マフラー、マスク、ハラマキ、使い捨てカイロ（腹や背中）などを着用して体を温める。

③日本酒や紹興酒の熱燗、鍋焼きうどん、すき焼き……等々、食べている端から発汗（するときは1℃体温が上昇している）するようなものを積極的に食べる。

④熱い紅茶（紅茶の赤い色素テアフラビンに抗ウイルス作用がある）にすりおろした生姜（辛味成分ジンゲロール、ショウガオールに殺菌・抗ウイルス作用がある）と黒糖またはハチミツを、ご自身が旨いと感じる量を加えて1日3～4杯飲むと体が温まり、確実に免疫力が上がる。

⑤シャワーで済ませず、湯船での入浴を心掛ける。サウナ、岩盤浴なども大いに利用する。

⑥異常（寒気、咳、体のだるさ……）を感じたら、熱い湯や紅茶で葛根湯を服用する。30分もすると発汗し、そうした異常症状がスーッと抜けていくことが多い。

など、できるものを一つでも二つでも励行されると良い。

❷私がもし「ダイヤモンド・プリンセス号」の乗客だったら……

横浜港に3700人の乗員・乗客を乗せて2020年2月3日に入港したダイヤモンド・プリンセス号。

その前の寄港地香港で降船した客の中に「新型肺炎」の患者がいたことが分かり、船内での14日間の隔離を日本政府は決定した。

「外国から入港する船舶による伝染病を予防するために関係者や動植物を検査し、隔離などの措置をとること」を「検疫」（英語でquarantine）という。

イタリア語で「40」を意味する〝quaranta〟が語源である。

イタリアの水の都ヴェネチアでは、西暦900年から1500年までの600年間に63回ものペストが流行した。

よって、ペスト感染の疑いのある人の乗った船を40日間隔離するようになったため〝quarantine〟という言葉ができた、という。

ダイヤモンド・プリンセス号に乗船していた米国人のうち、約300人が米政府の用意したチャヤーター機で帰国したが、そのうち18人の感染が判明した。

そのこともあってか、米国立予防接種、呼吸器疾患センターのメッソーニ所長は、「船内ではコロナウイルスの感染拡大がひどく、感染リスクが高かった」と批判めいたことを述べている。

2月17日付のニューヨーク・タイムズ紙は「武漢市よりも感染率が高い船内で制限のない感染拡大が起こった」とし、2月18日付のウオール・ストリート・ジャーナル紙は「船内での隔離は、過去に例のない失敗に終わった。

この対応では（船舶の構造的に）感染対策が不可能だったということを学び取り、将来繰り返してはいけない」という専門家のコメントも付け加えている。

同紙は、「17日時点でダイヤモンド・プリンセスでの新型コロナウイルス感染率は乗船者の5人に1人にもなり、日本政府が無症状の乗客乗員らを隔離したことは疑問だ」などと、日本政府の対応を非難する論調が目立つ。

しかし、一体どういう措置を取っていればよかったかについての詳しい言及はない。

日本政府がたとえどんな措置を講じていても、何らかの非難は生じたはずだ。こうした米紙の論調は「後出しジャンケン」的なものである。

私は、日本政府・厚労省が取った「発熱や咳のある人にはウイルス検査を行い、陽性の人には船内で治療を行う。残りの人を14日間船内に抑留したのはウイルスの潜伏期間を考えて新たな感染拡大を防ぐため」という措置は、現時点での西洋医学的〝quarantine〟（検疫）という観点からは、他に選択肢のない最良、最上の方策であったと思う。

しかし、長い間、漢方医学、自然医学を研究してきた、正統な西洋医学にとっては異端の医学者の私がもし（そういうことはないだろうが）何らかの意見を求められていたら、14日間の「隔離」の間に、乗員・乗客の方々に、次のようなことを励行するようにアドバイスを贈ったと思う。

「新型肺炎」の最大の原因は「美食・飽食、運動不足」にあることを前提に、

（1）1日2食以下とする。船内の狭い部屋に閉じ込められて、運動不足に陥っているのに1日3食を提供するのは、コロナウイルスに増殖のための好餌を与えているようなものだからだ。

（2）部屋の中での運動を励行させる。

①椅子に腰掛けての貧乏ゆすりを1回3分（20分歩いたのと同等の運動量）を、1日3回以上行う。

②万歳運動。10回1セットとして、1日10セット（計100回）行う。立位で、両腕を挙げ後方に投げ出すと同時にかかとを上げる。全身運動になる。

1セット行っただけで体が温まるのを実感できる。

③部屋のTVを通して、NHKのラジオ体操を1日2回やる。

（3）生姜紅茶（前述）をI日3〜4杯飲む。生姜にも紅茶にも抗ウイルス作用があるほか、生姜紅茶は体を温める。飲んで発汗する頃には体温が1℃程度上昇しており、一時的に免疫力が4〜5倍になる。

（4）生姜紅茶と共に「葛根湯」を1日3〜4袋服用する。

「新型肺炎」の初期症状は、一般の風邪やインフルエンザと似ている。「発熱」「咳」「筋肉のだるさ」が初期症状となる。

葛根湯は、「ウイルス」「細菌」などという概念のなかった約2000年前につくられた漢方薬である。葛根湯に限らず、漢方薬は「証」（自覚症状、他覚症状、診断所見による総合判）によっては「新型肺炎」に効く可能性がある。

もし、他に「くしゃみ」「鼻水」などの症状があれば、葛根湯をベースにしてつくられた「小青龍湯」が効く。

1918年に流行し、全世界で3000万人とも5000万人とも言われる死者を出した「スペイン風邪」（インフルエンザ）は、一番最初、欧州戦線に参加したアメリカ兵が罹患《りかん》した。

インフルエンザに罹ると、当然発熱する。これは体が発熱して免疫力を上げてインフルエンザと戦おうとしている状態である。

それなのに、アメリカ兵に投与された薬は、解熱剤のアスピリン。

この「解熱」によりさらにインフルエンザの症状が悪化し、欧州はおろか全世界に蔓延していった。

翌年、日本にも伝染し、3000万人が罹患、30万人が死亡したという。

アメリカ兵に葛根湯を処方していたら、こんなpandemic（世界的流行）は起こらなかったかもしれない。

葛根湯は免疫力を高める「熱」が必要な体をさらに温めて、発汗を促す薬なのだから。

「新型肺炎」の感染者100人のうち80人は無症状〜風邪の類似症状で終わる。20人が中等〜重症化するが、そのうち18人は治療で回復する。2％が死の転帰をとるとされている。

つまり、致死率2％なのである。

しかも亡くなられる方は、慢性の肝臓、腎臓、心臓病など、免疫力の低下を伴う持病のある方がほとんどだ。

よって、熱、咳、くしゃみ、鼻水等の症状が発現したときは、「風邪」とか「新型コロナ感染」かどちらか、などということは考える必要はなく、とりあえず「葛根湯」「小青龍湯」を服用することをおすすめする。

熱い紅茶か、生姜紅茶といっしょならなお良い。

（5）体を温めるアルコールを飲む。
アルコールが飲めない人にはもちろん勧めないが、アルコール好きの人は体を温める日本酒や紹興酒の熱燗、赤ワインがお勧めだ。

昔から日本では、風邪のとき「卵酒」（執燗の日本酒Ⅰ合に卵黄1個入れる）が、ヨーロッパでは「赤ワインの熱燗」や、ウイスキーの湯割りにレモン（ビタミンCは殺菌、抗ウイルス作用がある）を入れて作るレモンウイスキーが定番である。

（6）隔離された船内では無理だが、普通の生活をしている人でサウナ好きの人は、サウナも「新型肺炎対策」として大いに利用されると良い。

さて、一つ補足すると、1章のところで触れたスウェーデンのその後の状況をジョンズ・ホプキンス大調べで2021年5月31日の感染者、死亡者数を見てみると、感染者数が増えてきてはいるが、死亡者数は、ヨーロッパの他の国が1・7～1・9人の死亡者数に対して、1・4人というかなり少ない数字を保っている（人口1000人あたりの比率）。この点はやはり評価できるところだろう。

著者紹介

石原結實（イシハラユウミ）

1948 年、長崎市生まれ。長崎大学医学部を卒業して血液内科を専攻。その後、同大学院博士課程にて「白血球の働きと食物・運動の関係」を研究して、学位（医学博士）を取得。

難病の食事療法で世界的に有名だったスイスのベンナー病院や、長寿地域のコーカサス地方で自然療法を研究し、漢方薬の知識と合わせて確立した独自の食事療法を東京のイシハラクリニックや伊豆のヒポクラティック・サナトリウムで指導、実践しており、各界要人たちの高い評価を得ている。

先祖は代々、「種子島藩」の藩医。

本書は、専門家も行政も、全く指摘していない「血液の汚れこそ、新型コロナ感染症の真の原因であり、血液の汚れを浄化し、コロナ禍から体を守る自衛策について」披歴した。

著書は、『医学常識は疑え』『「空腹」の時間が病気を治す』（共に青萠堂）他、この 40 年間で 350 冊にのぼる。米、独、仏、露、中国などで計 100 冊以上が翻訳出版されており、“Purify your body”（あなたの体を浄化せよ）は初値 10 ドルが今や、米国アマゾンで「700 ドル」で販売されている。

〈COVID-19〉
コロナは恐《こわ》くない
恐《こわ》いのはあなたの「血《ち》の汚《よご》れ」だ

2021年6月30日　第1刷発行
2021年10月4日　第3刷発行

著　者　石原《いしはら》 結實《ゆうみ》
発行者　尾嶋 四朗
発行所　株式会社 青萠堂

〒162-0808　東京都新宿区天神町13番地
Tel　03-3260-3016
Fax　03-3260-3295
印刷 / 製本　中央精版印刷株式会社

ISBN978-4-908273-26-1 C0047